在宅療養の薬学的謎解き

日本在宅薬学会 編

じほう

まえがき

　薬局薬剤師が在宅療養支援の現場で何をするか……．これは，簡単なようで難しい問題でした．というのも，処方箋の応需，疑義照会，迅速・正確な医薬品の調製，わかりやすい服薬指導という従来の業務のなかに，配達と整理を組み合わせることが薬剤師の仕事ではないか，というのは一般的に理解しやすいことだったからです．しかも，そのことを薬局薬剤師がきちんと行いはじめると，当初は若干の驚きを持って受け入れられるとともに，しばらくすれば，感謝の声もちらほら聞こえるようになりました．自分が行った行為に対してきちんとした承認が得られるというのは，重要なことであり，在宅に赴く薬剤師自身も，従来にはなかった喜びややりがいを感じるようになる……．

　しかし，このやり方では，早晩行き詰まります．理由は2つ．1つは，配達と整理のみであれば薬剤師でなくても可能なこと．ヘルパーや家族でも可能な業務を薬剤師がやる必然性は，やはり，乏しいといわざるを得ません．そして，もう1つは，コストの問題です．基本的には介護保険の「居宅療養管理指導」を算定することになりますが，これを十分に算定することは難しく，また，業務の効率化が進まないと，薬局薬剤師による在宅療養支援は採算性に直面し，継続が極めて困難となってしまいます．

　本書は，このような「行き詰まりを感じている薬剤師」に向けたものです．もちろん，薬剤師は在宅療養支援で何をするのか，と興味を持ち始めた方にとっても面白い内容となっています．序章の秋下雅弘教授，武藤正樹教授，中井清人前・薬剤管理官からのメッセージは，アクションを起こすきっかけになるでしょう．

　しかし，実際に在宅療養支援の現場に出かけたものの，いつの間にか当初のワクワク感は遠くなり，何か，心に鉛のようなモノを抱えている薬剤師にとっては，後半の事例集は必ずや大きな学びを得られるでしょう．そこに出てくるのは，良い意味でどこにでもいる普通の薬剤師です．何らかのきっかけをもとに，在宅療養支援の現場に飛び出したものの，さまざまな問題にぶち当たった普通の薬剤師が，いったい何を考え，何に挑戦し，現場を変えていったのかが赤裸々に記されています．

　「対物から対人へ」というパラダイムシフトを，華麗ではないが，泥臭く果たしていった事例をお読みいただき，変革への第一歩につなげていただければ，望外の喜びです．

2016年6月
一般社団法人日本在宅薬学会理事長
狹間　研至

薬剤師への期待

　「薬から食へ」。これは，私が最近機会あるたびに申し上げていることである。では，なぜそれが，表題のような「薬剤師への期待」につながるか。それは，薬のことを誰よりもよく知っていて，患者のために薬を減らすという取り組みに最も期待できるのが薬剤師であるからにほかならない。そして，在宅で薬のことで皆が困っていて，現時点ではそこに姿が見えないのが薬剤師である，ということもまた事実であり，それが真の活躍を願う理由でもある。

　2015年から，厚生労働省は高齢者のフレイル対策に乗り出した。フレイルとは，加齢とともに筋肉や認知機能など心身の活力が低下し，生活機能障害，要介護状態，死亡などの危険性が高くなった状態である。このフレイルは適切な支援で改善可能だ。したがってフレイル対策は，疾病の予防にも介護の予防にも，ひいては健康寿命の延伸につながる大事な施策と言える。今後の高齢化の中で最も重要な施策のひとつといっても過言ではない。

　ところが，これまでの制度施策の体系は，とかく薬を処方する，調剤する，ということに評価が向けられ，減らす対策への評価は手薄だったと言わざるをえない。薬剤師の方々も，与えられた処方箋に従って正確に調剤することに重きを置き，患者の生活の質向上への取り組みが少なかったことも事実である。診てもらう専門医の数も増え，処方される薬も増える傾向にあるが，多剤投与が高齢者の生活の質を下げる実態や，薬を減らすことで食欲が出て健康状態が良くなる事例も見られるようになってきた。2015年に厚生労働大臣の下でまとめられた「保健医療2035」でもキュア中心からケア中心，インプット中心から患者の価値中心にシフトしていく方向性が示されている。今こそ，舵を切る時期なのだ，と思う。

　折しも，2015年は医薬分業のあり方が問われる年となった。これを機に，全国の多くの薬剤師が立ち上がり，地域に出て，本来の薬剤師の活動に踏み出し始めた。

　薬剤師に期待している。

2016年6月
厚生労働省　前・政策統括官（社会保障担当）（医薬・生活衛生局長）
武田　俊彦

目　次

まえがき　　　　　　　　　　　　　　　　　　　　　　　　　　　狭間　研至
薬剤師への期待　　　　　　　　　　　　　　　　　　　　　　　　武田　俊彦

序　章　在宅療養に薬剤師が起こすイノベーション

1. 地域で生活する高齢者が遭遇する薬物治療上の問題点　　　　秋下　雅弘　002
2. 2025年へのカウントダウンと薬剤師への期待　　武藤　正樹，中井　清人　014
3. 在宅療養支援認定薬剤師とこれからの在宅医療の姿　　　　　狭間　研至　024

第1章　事例報告　在宅療養患者の問題点を解決する

1. 薬の服用に関する問題を解決する

1. 薬が管理できない患者・家族への対応事例　　　　　　　　　角間　英子　031
2. 服薬を忘れる患者に対応し，減薬に至った事例　　　　　　　宮崎　　梓　036
3. 服薬を嫌がる患者への指導が奏功した事例　　　　　　　　　有輪　　泉　040
4. アドヒアランス改善の支援事例　　　　　　　　　　　　　　岡田　和晃　045
5. 多剤併用患者の処方提案の事例　　　　　　　　　　　　　　中山　　邦　050
6. 嚥下困難患者への調剤の工夫による改善事例　　　　　　　　小川　亮子　054
7. 服薬に支障をきたしていた視覚障害患者への対応事例　　　　岡田　和晃　057
8. 薬の取り出しに支障をきたしていた患者への対応事例　　　　吉田　　洋　061
9. 薬剤の過量服用の可能性を防いだ事例　　　　　　　　　　　飯山　教好　064
10. 胃瘻患者への誤った投薬方法を改善した事例　　　　　　　 西山　留美　068
11. 本人・家族では困難だった服薬管理を改善した事例　　　　 清水　貴之　073

2. 在宅療養環境の問題を解決する

1. NST専門療法士の薬局薬剤師による栄養アセスメントにより
　栄養状態が改善した事例　　　　　　　　　　　　　　　　海老原英之　077
2. 適切な食支援を経て経口内服薬のコンプライアンスも
　改善した事例　　　　　　　　　　　　　　　　　　　　　豊田　義貞　084

3. 薬の副作用や体調の異変の問題を解決する

1. 副作用チェックと改善事例　　　　　　　　　　　　　　　　中山　　邦　088

2. 薬による過鎮静の可能性に，段階的な減薬で対応した事例　　　山浦　　剛　091
　　3. 患者の薬剤管理能力に応じた処方提案が奏功した事例　　　　山浦　　剛　096
　　4. ADL低下のチェックが奏功した事例　　　　　　　　　　　　坂井美千子　099
　　5. バイタルサインのチェックで体調異変に気づいた事例　　　　手嶋　無限　102
　　6. 痛みのコントロール不良と麻薬への不安を改善した事例　　　松浦　憲司　109
　　7. 減薬により患者の意識レベルが回復した事例　　　　　　　　田﨑恵玲奈　113

第2章　事例報告　在宅と入院の壁を取り除く

　　1. 患者がいきなり在宅に放り出されないように対応した事例　　大木　　剛　120
　　2. 処方箋だけではわからない，入院中の状況を薬局と共有した事例　川崎　美紀　124
　　3. 病院の器材，やり方で困らないために対応した事例　　　　　萩田　均司　128

第3章　事例報告　在宅療養を支える人々との連携

1. 服薬や体調の情報を看護・介護者に提供・収集する

　　1. 処方提案により，服薬介助者の負担軽減のために工夫した事例　佐藤　一生　134
　　2. 薬剤師の訪問＆フィジカルアセスメントにより
　　　　急変の第一発見者となり救急搬送につながった事例　　　　　佐藤　一生　138
　　3. 看護師への直接指導を通じて褥瘡治療にあたった事例　　森　麻美子, 奈良　健　141

2. 医師・歯科医師との連携事例

　　1. 在宅医療を行っていない医師と患者をつないだ事例　　　　　千代延誠治　145
　　2. SNSを利用した医療者間の情報共有により
　　　　治療方針を統一した事例　　　　　　　　　　　　　　　　小林　輝信　150
　　3. 歯科医師との連携が患者の体調管理に役立った事例　　　　　坂井美千子　155

資　料

　　1. 「患者のための薬局ビジョン」（抜粋）　　　　　　　　　　　　　　　　　160
　　2. 「健康サポート薬局のあり方について」　　　　　　　　　　　　　　　　171

序章

在宅療養に薬剤師が起こす
イノベーション

序章 在宅療養に薬剤師が起こすイノベーション

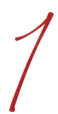

1 地域で生活する高齢者が遭遇する薬物治療上の問題点

秋下　雅弘（東京大学大学院医学系研究科教授）

 高齢者への薬物治療の現状

1．高齢者の薬物治療はエビデンスに乏しい

　高齢者の薬物治療で問題になるのは，薬物治療の有効性および安全性に関するエビデンスが少ない，という点です。それは，高齢者を対象にした新薬開発や臨床試験があまり行われないことによります。

　なぜ行われないのでしょうか。通常の医薬品の開発は，主に開発に関わる製薬会社が行います。実薬群とプラセボを用いるコントロール群で比較試験を行いますが，その際に高齢者がいると，当然ながら死亡例が出てきます。もちろん，高齢者なので薬と関係なく死亡する例があるのですが，すべて有害事象として報告しなければいけないことになっています。そうなると，試験中に多くの死亡が出たり，重篤な有害事象として入院や肺炎，認知症が出たりします。そういうものが因果関係とは関係なく数字として出てしまう。

　つまり，要介護やその前段階である「フレイル」（詳細は後述）の方を対象に試験をすると，有害事象が増えてしまうので被験者から外さざるを得ない。これは，効率的な治験を行いたい，確実な結果を出したいという企業側の考え方によるものですから，ある程度は仕方がないと思います。

　そういった現状がありますから，今後は製薬会社頼みではなく，公的な研究費をつぎ込んだ試験として，高齢者に薬を使うことの是非を研究していく必要があるでしょう。そのような試験の例として，2015年に報告された2つのインパクトのある大規模試験があります。

2．高齢の糖尿病患者を対象に行われた「EMPA-REG」試験

　1つは「EMPA-REG」という試験で，SGLT-2阻害薬と他の糖尿病治療薬との比較試験です。EMPA-REGでは，65歳以上の高齢者を多く含む集団で，SGLT-2投与群とプラセボ対照群の比較試験を行って，SGLT-2群のほうが心血管イベントが少なく，特に心不全が少なかった，という結果が得られました（表1）。

　この結果から，糖尿病を持っている循環器疾患患者にはSGLT-2阻害薬を積極的に使ったほうがいいのではないか，という流れになっています。さらに，65歳以上の人のほうが薬剤の効果が高いという結果も得られました。

　従来は「高齢者ではサルコペニア（加齢性筋肉減少症）などのリスクがあるので，SGLT-2阻害薬は非常に慎重に使いましょう」という考えが主流でしたが，「もしかしたらそうとも限らないかもしれない」という見方が出てきました。

　しかし，「EMPA-REG」試験のプロフィールをよく見ると，サルコペニアの状態

表1　EMPA-REG 試験結果の要約

①心血管疾患死亡率（プラセボ群 5.9%，empagliflozin 群 3.7%，ハザード比 0.62，95%信頼区間 0.49-0.77，P＜0.001）
②全死亡率（プラセボ群 8.3%，empagliflozin 群 5.7%，ハザード比 0.68，95%信頼区間 0.57-0.82，P＜0.001）
③心不全による入院率（プラセボ群 4.1%，empagliflozin 群 2.7%，ハザード比 0.65，95%信頼区間 0.50-0.85，P＝0.002）
④心筋梗塞または脳卒中の発症率には群間差がみられなかった

表2　SPRINT 試験結果の概要

①急性非代償性心不全（厳格群 0.41%/年，標準群 0.67%/年，ハザード比 0.62，95%信頼区間 0.45-0.84，P＝0.002）
②心血管死（厳格群 0.25%/年，標準群 0.43%/年，ハザード比 0.57，95%信頼区間 0.38-0.85，P＝0.005）
③全死亡（厳格群 1.03%/年，標準群 1.40%/年，ハザード比 0.73，95%信頼区間 0.60-0.90，P＝0.003）
④心筋梗塞，急性冠症候群，脳卒中は有意差なし

の患者や，その前段階のフレイルの患者は被験者に入っておらず，元気な糖尿病の高齢者を対象に行われていることに注意が必要です。

3. 高齢者の血圧管理を比較した「SPRINT」試験

　もう1つの「SPRINT」試験は，高齢者を対象に厳格な降圧を行った群と，緩めの降圧を行った群での比較を行うという内容です．最近は，高齢者では緩めの降圧でよいのではないか，という考え方が主流で，高血圧治療ガイドラインでもそのようになりつつあります．ではいったいどうなのか，答えを出そうということで行われた試験です．
　この試験は，最高血圧の管理目標を120mmHg未満に設定した群と，標準的な140mmHg未満に設定した群に分けて，それぞれさまざまな種類の降圧薬を用いて行われた多国籍の試験です．その結果，120mmHg未満を目指す「厳格群」のほうが高血圧に伴う重大なイベントの発生率が低いという結果が得られました（表2）．
　起立性低血圧など，いかにも血圧を下げると起きそうな事象は起きていますが，脳卒中や心筋梗塞といったイベントリスクは，ある程度厳しい血圧管理を行った群のほうが低いという結果でした．うまく治療さえできれば，そういったアウトカムは得られるかもしれないというエビデンスが出ています．
　とはいえ，こちらの試験も厳密に見てみると，やはり，ナーシングホームなどの施設入所者は除外されていたり，栄養状態もあまり評価されていません．つい先日，75歳以上のサブスタディが報告され，同様の結果でしたし，フレイルでも結果は変わらないということでしたが，フレイルでも軽症が対象であり，基本的には元気な人たちを対象にした試験だといえます．

4. 臨床試験の被験者と地域の高齢者は違う

　地域に住む在宅療養の患者は，多くは後期高齢者であり要介護高齢者ですから，薬物治療を行うにあたっては，そういった人たちを対象としたエビデンスはないということを，われわれはしっかりと理解しなければいけません．
　在宅療養の現場でわれわれが遭遇する，言葉は悪いですがちょっと厄介な，つまり治療反応性も良くなく，かつ有害事象を起こしやすい方々では試験が行われていない

エビデンスを目の前の患者に当てはめるときに必要な視点

1.「高齢者」は一様ではない

つい，65歳以上を「高齢者」とひとまとめにしますが，その状態はさまざまですから，目の前の患者がどういった層に属しているかを考えるようにしましょう。

後期高齢者でも元気な高齢者，フレイルでもなく自立した高齢者を対象とした試験が少しずつ出てきたことは，前述のとおりです。

そのようなエビデンスを元気な高齢者に当てはめるのはかまわないと思います。しかし，自立度やフレイルの評価をせずに「75歳以上でもエビデンスが出たからやってみる」というのは危険だと思います。また，若い人のエビデンスを当てはめる場合にも，その患者は若い人並みに元気なのかどうかはきちんと評価してください。

地域の高齢者には元気な人も元気ではない人もいますから，在宅療養の患者は元気な層とは限らないことを理解したうえで，エビデンスを外挿する，つまり本来の対象ではない方々にあてはめるかどうかを考えることになります。

2. リスクとベネフィットの重心の置き方

先ほどの新たなエビデンスで紹介した高血圧と糖尿病に関していえば，高齢者では血圧も血糖も，特にフレイルや要介護の状態になると変動が大きくなります。そうすると，血糖管理を行う場合も，下がり過ぎたときに起こる重篤なイベント，たとえば低血糖による意識障害での緊急搬送，認知機能の低下などは避けたい（図1）。低血圧も転倒リスクが増加したり，認知機能の低下につながるのではないかといわれています（図2）。

下がり過ぎを作らないという意味では，多少緩めの管理をして，変動したときにも一定の範囲に収まるようになっていればいい，という考え方が国内外のガイドラインに盛り込まれてきています（表3）。そういう知見を本書の読者の方々にも知っておいてほしいですし，地域の医師と連携する際の共通認識として活用していただきたいと思います。現状では，薬剤師は知っていて，医師が知らないというケースもあるかもしれません。そういった際には，さまざまな知見を情報として発信していくことも，特に地域の薬局薬剤師の役割だと思います。

高齢者の状態を評価するツール

1. CGA（高齢者総合機能評価）の活用

病態の評価は診断マニュアルや治療ガイドラインなどがありますが，実際の高齢者の治療にあたって管理目標を設定したり管理の仕方を変える理由は，患者のADLや認知機能，意欲や家庭環境，あるいは介護環境などの要因になります。実際に，糖尿病でも高血圧でもそれらの状況を評価して，問題がある人は管理を緩めにするという方向になっています。もちろん，ポリファーマシー（多剤投与）の問題も同様です（後述）。

ですから，そのような要因の評価ツールが必要になりますが，トータルにこれらを評価するのが「高齢者総合機能評価」（Comprehensive Geriatric Assessment, CGA）

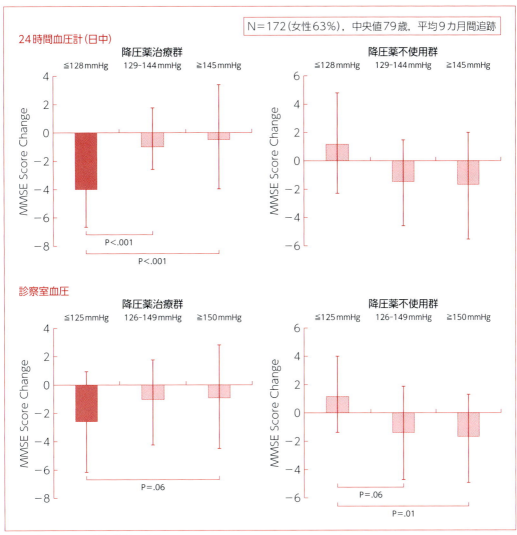

図1 降圧レベルと認知機能の変化 　　　　　　　　　　　　（Mossello E, et al. JAMA Intern Med 2015）

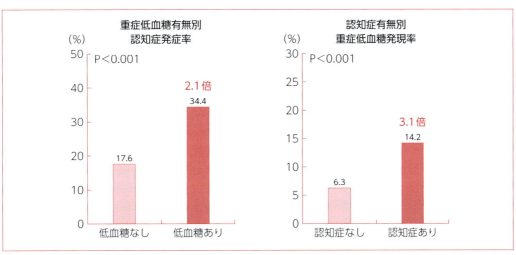

図2 低血糖は認知症の発症リスク，認知症は低血糖の発生リスク　　　（Yaffe K et al., JAMA Intern Med., 2013）

表3 『高血圧治療ガイドライン』も高齢者やフレイルを考慮した治療目標に変わっている

	JSH2009	JSH2014
降圧薬治療の対象	140/90mmHg 以上	140/90mmHg 以上 ただし，以下は個別判断 ・75 歳以上で SBP 140-149mmHg ・虚弱（フレイル）高齢者 （6m 歩行を完遂できないなど）
75 歳以上の降圧目標	140/90mmHg 未満 中間目標 150/90mmHg 未満	150/90mmHg 未満 忍容性があれば 140/90mmHg 未満
降圧目標が異なる合併症がある場合	CKD や DM 合併高血圧の治療に準じる （低い方の値を目標とする）	年齢による降圧目標を達成することを原則とし，忍容性があれば低い方の値を目指す。

と呼ばれるツールで，老年医学の分野では最も中心的なツールです。たとえるなら，循環器の医師が心電図を読めるように，老年科医はこれを使って高齢者を評価できます。

CGA はフレイルや要介護を評価するツールでもあります。フレイルだけであればさらに簡単な指標はありますが，CGA を使えばフレイルの評価も要介護認定にも使えます。服薬管理ができていないので誰かが管理しなければいけない，といった話にもつながります。

一歩進んで，「服薬管理ができている」，「家族はできていると思っている」といった場合でも，認知症ほどではないが認知機能がかなり落ちているといったこともわかるので，「この人は危ないな」と考えるきっかけになります。服薬を家族が介助できない場合は，服薬カレンダーや一包化などの活用を薬剤師から働きかけていく必要があります。CGA を用いた評価で，高齢者への対応を考えることができるわけです。

2. CGA の留意点

CGA で誤解されやすいのは，この総合機能評価で総合的に見て点数をつけたり，「何点だったらどうなるのか」といった話につながりがちなことです。スコア化は，他人と比較するうえでは必要ですが，CGA はそういうものではありません。高齢者の ADL や認知機能，気分，社会的な因子などの要素ごとに評価して，落ちている部分に積極的に関わるといった，サポート体制を考えるための道具です。

3. 医療・介護職の共通言語として

この CGA を行うメリットとしては，まず，その人に対する医療が変わってくることが挙げられます。さらに医療だけではなく介護や，広い意味での「ケア」の手法や内容が変わってきます。CGA を用いて評価するメリットがわかることで，効率の良い医療やケアの提供ができ，たとえば再入院率が減ったり，入院期間が短縮できるなど，総合的なコストの減少が期待できます。

さらに，多職種が共通言語として CGA で得た評価結果を共有することで，多職種協働のチーム医療がうまくいくといわれています。医学的な専門用語，たとえば検査の所見といった難しい言葉を使うと，介護職の人にはわかりにくいかもしれませんが，CGA の内容であれば比較的受け入れられやすいと考えています。

4. CGA の普及に向けて

日本老年医学会では，非専門医向けに「健康長寿診療ハンドブック」（図3）を出しており，そこに学会の考え方を示すとともに，CGA のツールをすべて掲載しています（図4）。ハンドブックはかかりつけ医だけではなく，薬剤師や看護師の方も十

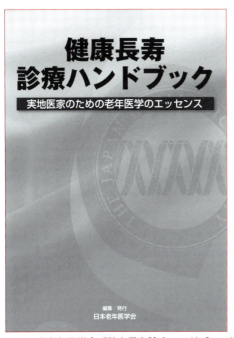

図3 日本老年医学会『健康長寿診療ハンドブック』
（http://www.jpn-geriat-soc.or.jp/gakujutsu/pdf/public_handbook.pdf）

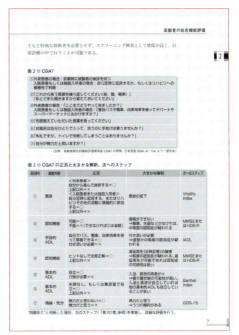

図4 『健康長寿診療ハンドブック』にはCGAのツールも掲載されている

分読んで理解できる内容だと思います。介護職の方は，医学的なところで理解できる部分と少し難しい部分があるかもしれません。

　ほかにも，それぞれの職種向けの高齢者のケアに関するテキストではCGAが触れられていますが，簡便なものとしては「健康長寿診療ハンドブック」があり，日本老年医学会のホームページにもPDFで公開されていますので，まず手始めに読んでいただければと思います。

高齢者の「フレイル」をどう評価する

1. フィジカルアセスメントの活用

　ここまで説明してきたCGAですが，高齢者の栄養面の評価そのものは基本的に含まれていません。CGAは機能が少し落ちた人の評価ツールで，フレイルというのは「機能が落ちかかっているけど今はまだ大丈夫」という状態を指します。また，CGAは栄養面までは網羅できていない部分があります。

　たとえば，フレイルの評価では歩行速度や，筋力の代表として握力を測ったりしますが，CGAでは「このままだと歩行能力に影響が出て階段が昇れなくなる」あるいは「その可能性がある」という評価まではしません。

　栄養面の評価手法として，体格を評価すればわかってくることもあります。フィジカル・アセスメントは薬剤師にも求められ，薬剤師が聴診器を持つ時代ですから，目で見たり手で触るなどの方法で筋肉量を評価することも可能でしょう。患者さんに「手足を見せてください」と言って，筋肉を評価したり，むくみの状態からも栄養状態が評価できますし，身長・体重も測ることができます。CGAではそのあたりは触れていませんが，医師は身体所見を取っていることが前提だからでもあります。フィ

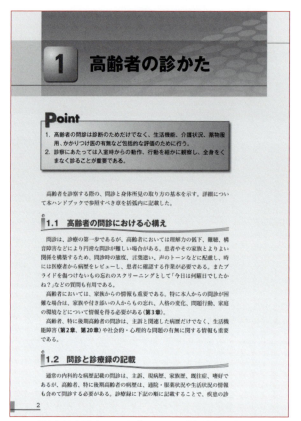

図5 『健康長寿診療ハンドブック』の「高齢者の診かた」

ジカル・アセスメントに含まれる手技も，フレイルの評価に使えるものがいくつもあります。

健康長寿診療ハンドブックには「高齢者の見方」という項があります（図5）。ここには，CGAを行う前の問診や病歴，身体所見など確認事項が書いてあり，これである程度は栄養状態がわかるでしょう。フレイルに関わるような歩行の速さやバイタルサインもあります。こういったことは，薬剤師の方々も症例票などで評価するケースも増えているのではないでしょうか。私が代表理事を務める日本老年薬学会が立ち上げた認定薬剤師制度で，認定のために提出してもらう症例票には，血圧を含むバイタルなどの評価項目を入れる欄があります。必要であれば聴診器もあて，体の状態はどうかを見て，皮膚などについては褥瘡はどうかとか，貧血がないかとか，口の中も見ていきましょうという考えに基づいています。

私の考えとしては，在宅療養に関わる薬剤師にもこれくらいはやっていただいてよいと思います。

2. 薬剤師による食事や栄養の評価と提案にも期待

医師の処方による調剤とは離れますが，食事や栄養の評価，栄養補助を提案することも薬剤師の仕事ではないかと思います。食事が摂れないために薬が飲めていない可能性もあります。また，食事は摂れていても低栄養であれば，栄養補助食品などを勧めてみることもあっていいでしょう。特にサルコペニアでは，BCAA（分岐鎖アミノ酸）が含まれる食品の摂取なども，自費にはなりますが提案できるケースもあるのではないでしょうか。

図6 フレイルとは

　患者が糖尿病だったりCKDの場合などは，専門の管理栄養士などにバトンタッチすればよいでしょう。薬剤師にはそういう専門家につないでいく役割を担っていただければと思います。

　地域でも管理栄養士を派遣する仕組みはなかなかありませんが，糖尿病のクリニックであれば，管理栄養士などを置いている場合もあるので，うまくつなげられればいいと思います。

フレイルへの理解

1. なぜ「フレイル」という言葉を用いるのか

　日本老年医学会が「フレイル」という概念（図6）を2014年に打ち出した背景には，「虚弱」という言葉を避けたいという考えがありました。高齢者が要介護になる前段階で積極的に介入しないといけないのですが，厚労省が「介護予防」として力を入れても，あまりうまくいきませんでした。その理由のひとつには，「介護予防」という言葉が悪かったのではないかと思います。「私はそんな（介護といわれるような）状態じゃない。まだ先の話だ」という印象を受けたのではないでしょうか。そこで，介入を受ける側にもずっと入りやすい「フレイル」などの言葉を用いています。「誰でも弱ります。筋肉が衰えますよね，物忘れもありますよね，歳ですから」といった"手軽さ"を，フレイルにはあえて持たせています。

2. フレイルの高齢者には薬局薬剤師も介入しやすい

　要介護の前段階の「フレイル」の方は薬局にも来られるでしょうから，店頭での会話からフレイルの兆候を捉えて，管理栄養士への相談を勧めるなどの介入もできるのではないでしょうか。栄養補助のためにサプリメントを使うことになれば，薬剤師が適切な商品を勧めることができるでしょう。

　もちろん，アンチエイジング的なサプリメントをどっさりと買わせて飲ませるのはナンセンスですが，適切な評価のうえで最低限必要な栄養は摂取したほうがよいものもあると思います。本人が欲しがるから売るというのではなく，専門的な知識を活かして「一度，医師に相談してみてください」と伝えたり，薬剤師から医師に「こういうサプリメントは検討の余地があると思うのですが，いかがでしょうか」という提案があってもいいでしょう。連携すれば問題ないのではないでしょうか。

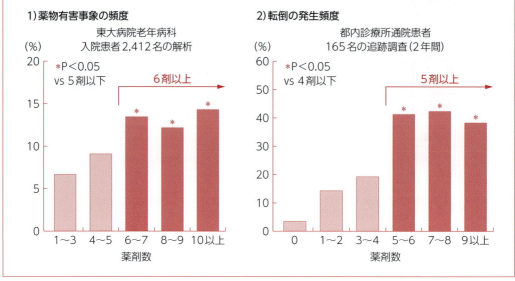

図7　薬剤投与数と有害事象や転倒の発生頻度の関係　　（KojimaT, Akishita M, et al. Geriatr Gerontol Int 2012）

ポリファーマシーへの対応

1. ポリファーマシーとは

　診療報酬上の評価も始まり，関心が高まってきたポリファーマシー（多剤投与）も，在宅で療養する高齢者の大きな問題のひとつです。

　そもそも，どのような状況をポリファーマシーというのでしょうか。海外では一般に5種類以上服用している状況をポリファーマシーと呼んでいますが，日本の処方状況を考えると受け入れがたい数字かもしれません。私どもの研究で，薬剤の種類と副作用の発現頻度を調べてカットオフを出す解析をすると，5剤と6剤のところで分けることができたので（図7），「6剤以上はポリファーマシーとして考えましょう」という目安を，日本老年医学会で提案しています。

　2016年の診療報酬改定でも，その目安が反映されていることには驚きました。点数表での表現はさまざまですが，5から6の間で切りましょうということで整合性は取れています。

2. なぜポリファーマシーは起きるか

　ポリファーマシーになる理由には，複数の医師が一人の患者に3〜4種類ずつ処方しているような状況で，それぞれの医師が「たいして多く薬を出していない」と思っていることもあります。つまり，処方する側があまりポリファーマシーと認識していないケースも多いのが現状です。

　患者がお薬手帳を持っていても，医師は「見せてください」とも言わず，自分は自分で深く考えずに処方してきた。それが何カ所も重なると処方された薬剤はすぐに10種類ぐらいになります。複数医療機関の受診がポリファーマシーの大きな要因になっています。

　たとえば，有料老人ホームなどの「特定施設」の入所者には，元気な頃からの習慣で，複数の主治医にそのまま受診し続ける方がいます。医療機関が2カ所以上の患者

表4 特に慎重な投与が必要な薬物リスト（抜粋）

系統	薬物（一般名）	商品名	理由，主な副作用	代替薬
降圧薬（中枢性交感神経抑制薬）	メチルドパ	アルドメット	徐脈，うつ	長時間作用型カルシウム拮抗薬，アンジオテンシン変換酵素阻害薬，アンジオテンシンⅡ受容体拮抗薬，少量の利尿薬
	クロニジン	カタプレス	起立性低血圧，鎮静，めまい	
降圧薬（ラウオルフィア）	レセルピン	アポプロン	うつ，インポテンツ，鎮静，起立性低血圧	
降圧薬（カルシウム拮抗薬）	短時間作用型ニフェジピン	アダラート，セパミット，ヘルラートなど	過降圧，長期予後悪化	
血管拡張薬	イソクスプリン	ズファジラン	より効果の明らかな代替薬あり	リマプロスト，ベラプロスト，シロスタゾール，サルポグレラート
強心配糖体	ジゴキシン（≧0.15mg/日）	ジゴキシン，ジゴシン	ジギタリス中毒のリスク増大	低用量
抗不整脈薬	ジソピラミド	リスモダン，ノルペース，カフィール	陰性変力作用による心不全，抗コリン作用	上室性不整脈に対してジギタリス，カルシウム拮抗薬（ベラパミル，ジルチアゼム），β遮断薬。心室性不整脈に対して，ジソピラミドはメキシレチン，アミオダロンは代替薬なし
	アミオダロン	アンカロン	致死的不整脈の誘発，高齢者での有用性不明	
抗血小板薬	チクロピジン	パナルジンなど	顆粒球減少，血小板減少，出血傾向，下痢，皮疹，無顆粒球症	クロピドグレル，アスピリン

（日本老年医学会：高齢者の安全な薬物治療ガイドライン2015，メジカルビュー，2015を元に作成）

は当然薬剤の数が多くなります。75歳ぐらいの患者の約半数は，飲んでいる薬が6～7種類というデータもあります。

3. ポリファーマシーをなくすために

　このような問題を避けるためには，まず，なるべく処方を一元化することが必要です。本当の意味でかかりつけ医が定着すれば，ポリファーマシーの問題はある程度は解消できるでしょう。しかし，現状ではまだ定着していませんし，少し疑問を感じる処方を見つけても，他の医師がその医師に意見をするのは，「業界の仁義」のようなものでなかなか難しいことです。

　そういった場合，入院がひとつのきっかけになります。入院中は私たち病院の医師の責任で処方しますから，「ここで処方内容を変えよう」と判断できます。退院時には，処方を止めた理由を添えて主治医に連絡しています。もし退院後に問題があれば，処方の再開を検討してもらえばいいわけです。

　しかし，理由を書かずに減らせば，なぜ減らしたのかがわからないので，主治医は処方を元に戻すことになりがちです。私たちは，日本老年医学会のガイドラインに示した「特に慎重な投与が必要な薬物のリスト」（potentially inappropriate medication：PIM，表4）を根拠に用いて，なるべく減らそうという方針にしています。

　こういった処方の見直しは，入院したときや介護施設・老人保健施設に入ったときがチャンスです。他の医療機関からは薬が出ないので介入しやすいですし，やらなければいけません。

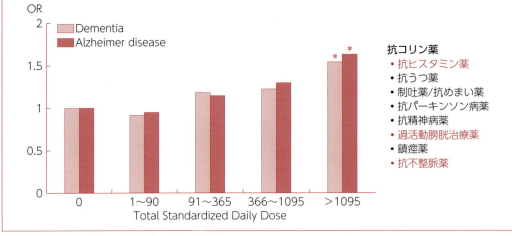

図8 抗コリン系薬剤師の累積投与と認知症発症リスク　　　　　(Gray SL, et al., JAMA Intern Med 2015)

4. 在宅移行は処方見直しのチャンス

　もうひとつのチャンスは在宅です。在宅療養に移ったときは，基本的に一人の医師が患者を診ます。入院時もチャンスですが，近年は入院期間が短く，その間に薬剤数を減らせるケースは多くありません。一方，患者が初めて在宅に移行するタイミングは良いチャンスです。

　しかし，ひとくちに在宅医といっても内科系や外科系など元々の専門領域がありますから，自分の専門外の領域の薬，たとえばパーキンソン病の薬など，なかなか手をつけにくい。そういうときに，「処方を止めたら何かが起こるだろうか」などと薬剤師に相談して，薬の相互作用なども含めて教えてもらえば，専門外の薬も見直しが可能になります。患者の処方を一元管理するようになった医師と薬剤師との相談のもとで，それぞれの知識を出しあって，ポリファーマシー対策をしていける現場になればよいと思います。

減らすべき薬剤は治療の優先順位を決めて考える

　具体的に，どのように薬を減らしていけばいいのでしょうか。まず，その人が飲んでいるもので，薬効が重複しているものがあればそれを減らしていきます。たとえば，PPIとH_2ブロッカーが出ていれば，どちらか優先順位が低い薬を選んでいきます。

　あるいは，先ほど触れた日本老年医学会の「特に慎重な投与が必要な薬物リスト」を用いて，どの薬を減らしていくか考えることになりますが，まずは個別の病態を勘案することが大事です。たとえば，認知機能の低下がその患者の一番の問題であれば，認知機能の低下につながるような抗コリン系の薬を見直すことを考えます（図8）。あるいは，その患者の筋力が衰えていて転びやすいのであれば，転倒リスクを高める薬が見直しの対象になるでしょう。

　高齢者の場合は，治療目標の設定の見直しという考え方も必要になります。若い人ががん治療を受ける場合，ADLやQOLをある程度損ねても，生きながらえるための治療だと本人もわかって受けています。一方，高齢者では少し視点が変わり，本人が特に困っていることを真っ先に解決してあげることにフォーカスします。たとえば，脳卒中予防に効いているかもしれない薬でも，それで本人が苦しむ症状が出るの

であれば，予防効果は置いておいて，いま困っている症状をなんとか取ってあげましょうというふうに考えを切り替えるべきでしょう。

秋下　雅弘氏

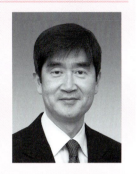

1985 年　東京大学医学部卒業
1994 年　同学部老年病学教室　助手
1996 年　ハーバード大学研究員
2000 年　杏林大学医学部高齢医学　講師
2002 年　同　助教授
2004 年　東京大学大学院医学系研究科加齢医学　助教授
2013 年　同　教授
2014 年　高齢社会総合研究機構副機構長兼任

主な研究テーマ：高齢者の薬物療法，老年病の性差

序章 在宅療養に薬剤師が起こすイノベーション

2 2025年へのカウントダウンと薬剤師への期待

武藤　正樹（国際医療福祉大学大学院　教授）
中井　清人（前・厚生労働省保険局医療課　薬剤管理官）

●地域包括ケアの体制作りが急がれる背景と薬剤師の役割

—— これからの在宅医療を含めた地域医療を語るキーワードとして，2025年までに仕組み作りが進められている「地域包括ケア」があります。この地域包括ケアとはどのようなものか，なぜそのような仕組み作りが必要なのか，まずご解説ください。

武藤　これから約10年後の2025年になると，いわゆる団塊の世代（私もその一人です）の700万人が後期高齢者と呼ばれる年齢層に入っていき，都市部を中心にして一層の高齢化が進むと予測されます。そうした人々に向けて，おおよそ人口1万人，中学校区の範囲の中で生活から医療・介護などさまざまなケアを提供していく仕組みが地域包括ケアになります。「駆けつけ30分」といいますが，さまざまなケアをそのくらいの時間で受けられるようにしようということです。

われわれが要介護状態になっても，あるいは認知症になっても，その地域の中で安心して暮らせる体制を，その中にあるさまざま人的・物的資源を総動員して作っていくということになります（図1）。

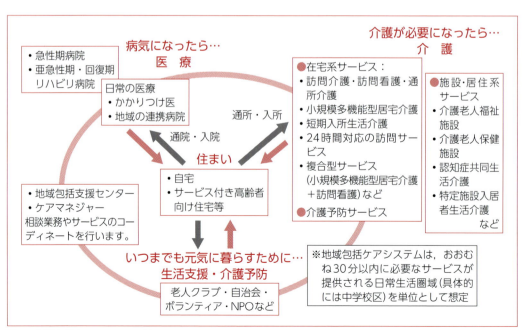

図1　地域包括ケアシステムの姿

地域包括ケアに関わる専門職を数えてみると，医療・介護だけでも18〜19あります。生活支援など全体では30職種を超える。それだけのプレーヤーを総動員するわけですが，そのなかで薬剤師の強みは，薬を持っていることでしょう。ほかにはそれができるプレーヤーはいません。

●地域住民に身近な専門職

中井 少し補足しますと，現在の日本の高齢社会において，地域の中で自立して生きていて，かつ病気になったら病院で急性期，慢性期と医療を受けて，在宅にまた戻ってくるというシステムを作るのが地域包括ケアといえます。

　私は，薬局の最大のメリットは，ある新聞社の方が言っていたことなのですが，地域で唯一の「カウンター越しに専門職がいる施設」であることだと思います。日常すぐに接触できる唯一の職種が薬剤師ですから，地域包括ケアシステムを構築する際に，まず窓口としての機能を期待されることになると思います。

　昔の薬局はOTC医薬品を売り，衛生材料も置き，近所の方が雑談しに来るという場所だったのですが，最近の薬局は，処方箋がないと入りにくい雰囲気だと指摘されます。それを少し改めて，地域に向かってオープンな薬局にしていくことがこれからの最大のポイントだと思います。

武藤 私の母親は富山出身で親戚に薬局も多く，川崎大師の東門前にも親戚の薬局があります。子どもの頃にはよく遊びに行きましたが，その頃の薬局のイメージにもう1回戻るということでしょう。

●薬局の強みである供給機能

―― なぜ薬局がOTC医薬品を取り扱わなくなってきたのでしょうか。

中井 最近は「調剤薬局」という言葉があたりまえのように使われていますが，かなり昔には，「調剤薬局」という言葉すらありませんでした。薬局は調剤をするところですからあたりまえだと思います。ただ，現実的には調剤を専門とする薬局がかなりのウェートを占めてきたのは事実です。私は，地域住民と顔の見える関係を構築するには，また，薬局の特長を生かすためには，OTC医薬品を置くことは必須だと思いますし，薬局の責務だと思っています。特に第一類医薬品は薬剤師しか売れない薬ですから，それも含めOTC医薬品は薬局に置くべきだと思います。また，衛生材料なども置くべきだと思います。地域住民に対して開けた薬局であることが必要です。利益は少ないというか，あまり儲からないとは思いますが，OTC医薬品，衛生材料などの販売を通じて地域の信頼を得る，住民から顔の見える関係となることが重要だと思います。

武藤 そうなると，ドラッグストアのような形態が，一般雑貨も売っていて，ワンストップでいろんなものが手に入るところが，地域包括ケアの中ではいいんじゃないかという気もします。「かかりつけ薬剤師」で求められる，地域とのつながりがどうなのか気になる点ですけれども。

中井 地域に開かれた窓口であるためには，薬剤師がOTC医薬品と調剤をまとめて管理できるような対応・構造になっているのがベストだと思います。そうすることで，地域包括ケアの中で唯一の，カウンター越しの専門家としての役割が明確になってくるのではないでしょうか。

●在宅医療でも供給機能が重要になる

武藤 これからの在宅医療を考えると，医療材料ももっと薬局に置いてほしい。薬剤

師は医療材料に対して少し距離があって，なかなか置いてくれないですね。

中井 オーストラリアにはTGA（Therapeutic Goods Administration）という省庁もあるように，セラピューティックグッズは薬局で置くべきだと思います。物を管理するのは薬局の得意技なので，やるべきだと思います。

武藤 濃厚流動食や経腸栄養剤などの医薬品や食品も含め，在宅医療に必要なセラピューティックグッズの供給基地が薬局になるべきでしょう。いまは訪問看護師が必要に迫られて，しかたなく供給しています。少し変な話でしょう。

中井 本来は薬局がやる業務ですね。

●患者がどこにいても必要な医療を提供する

—— 地域の薬局，薬剤師が在宅医療に取り組むべき背景はどのようなものでしょうか。

武藤 これからの高齢社会を考えると，たぶん高齢者が薬局にも来れなくなるでしょう。今でも，実際に患者本人が来ている率は6割くらいかもしれない。残りの4割は家族やヘルパーさんではないでしょうか。

今でもそうなのが，これからますます患者本人が診療所にも薬局にも来れなくなる時代になる。「あのおじいちゃん，最近どうしたんだろうな」と思っていたら在宅療養になっているわけです。来れないならこっちから出向くしかない。それが一番自然ななりゆきなのではないでしょうか。

地域包括ケアシステムは，地域で自立して生きていけるまで生きていく仕組みですから，そこで必要な医療はこちらから出向いて提供していくことが求められますね。

●在宅医療の現場を見て

武藤 先日，北海道・夕張市で薬局を見学しました。夕張は人口構成が2040年の日本といわれる高齢化先進地域で，人口も激減して200床あった市立病院が有床診療所になったところです。その有床診の前に薬局があって在宅医療を行っている（図2）。今の薬剤師が着任して4，5年になるそうです。それくらい1カ所にいると，周りからとても信頼されるんですね。診療所の医師もローテーションで代わってしまうので，ずっと患者を診ているのは薬剤師しかいない。だから医師も信頼していて，処方提案にもきちんと対応する。そのくらいでないと「かかりつけ薬剤師」っていえないなと思いました。

東京・世田谷の在宅療養支援診療所も見学したことがあります。そこは医師，

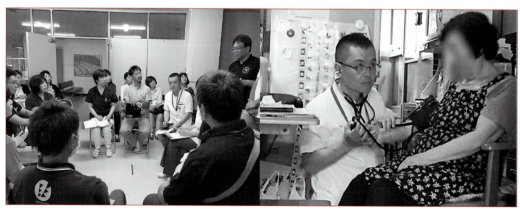

図2 夕張の在宅医療のようす（夕張市立診療所，アイン薬局）

薬剤師，看護師のチームで在宅訪問するんですね。すると，在宅医療は8割がた薬の問題ですから，薬剤師がいると他のスタッフはとても負担が減るのだそうです。薬剤師がお薬カレンダーを作り，残薬整理して，家族からの薬の質問にも答えて，医師には処方薬の提案もする。チームで訪問しますから，その場でどんどん決められる。とても効率がいいなと感じました。

院外処方箋を受けた薬局の薬剤師が初回訪問するときにも同行して，在宅に慣れていない薬局薬剤師のトレーニングも行ったり，多職種カンファレンスにも薬局薬剤師を連れ出してといった，診療所薬剤師と薬局薬剤師さんの連携がとても効果的だと思いました。

中井 よく聞くのが「在宅をやってる薬剤師は目が輝いてる」ってことです。たぶん，自分が役に立っているという実感がすごくあるのでしょう。一方では「なぜ在宅をやらないの」と聞くと，「指示がないから」という薬剤師もいる。私は，指示を待つのではなく，積極的に外に出ていくべきだと思います。

今回の調剤報酬で設けた「かかりつけ薬剤師指導料」を算定するための薬剤師の要件には，患者と顔の見える関係，他職種と顔の見える関係になることを目的とした内容も入っていますので，顔の見える関係になって，この患者に薬剤師はこういうことができると，積極的に働きかけるべきではないかと思います。

武藤 それには，やはり在宅医と仲良くなることでしょう。ある薬剤師に聞いた話では，在宅医療を行っている内科医と知り合ったきっかけが自治会の飲み会だったと。お酒を飲んでいるうちに「在宅やってるんですか」って。そういう街なかのつながりも大事です。

●病棟の医師・薬剤師の関係を地域に広げる

―― 在宅に熱心な薬局で話を聞くと，在宅医が褒めてくれると話してくださる方が多いですね。「薬を運ぶだけじゃなく，処方提案もしてくれるし，医師の業務のサポートをしてくれる」と。

中井 それはちょうど，病院薬剤師の病棟配置に対する評価とよく似ています。病院の勤務医の業務負担軽減策のなかで，「薬剤師の病棟配置」は「医療事務作業補助者」に次いで2番目に医師の評価が高い（図3）。それを今度は，地域でやってもらいたいという気持ちがあります。

こういうことをいうと，必ず「地域と病棟は違う」といわれますが，まったく

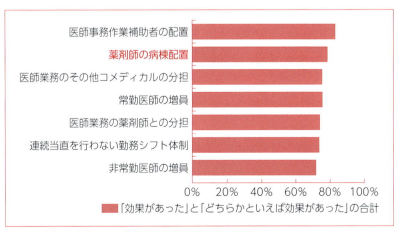

図3　薬剤師の病棟配置は勤務医の負担軽減に高く評価されている

表1　高齢者には避けるべき薬剤のリスト（ビアーズ基準）

ビアーズ基準（Beers Criteria）
- 高齢者において疾患・病態によらず一般に使用を避けることが望ましい薬剤
  ベンゾジアゼピン系薬，NSAIDs，抗コリン作用をもつ薬（抗うつ薬，胃腸鎮痙薬，抗ヒスタミン薬），ジゴキシン，H_2ブロッカー，鉄剤，刺激性下剤（長期投与）etc.
- 高齢者における特定の疾患・病態において使用を避けることが望ましい薬剤
  糖尿病→セロクエル，肥満→ジプレキサ，認知障害→フェノバール・抗コリン薬・鎮痙薬・筋弛緩薬，認知症→ベンゾジアゼピン系薬，パーキンソン病→プリンペラン・定型抗精神病薬，緑内障→抗コリン薬・抗コリン作用のある抗ヒスタミン薬，COPD→長期作用型ベンゾジアゼピン系薬・βブロッカー，慢性便秘→抗コリン薬・三環系抗うつ薬，座位立位が保持できない患者→ビスホスホネート薬，腎機能低下高齢者→H_2ブロッカー etc.

〔American Geriatrics Society 2012 Beers Criteria Update Expert Panel：J Am Geriatr Soc. 60(4)：616-631, 2012 を改変〕

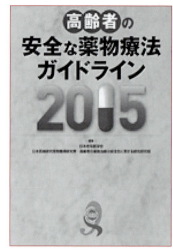

図4　高齢者の安全な薬物療法ガイドライン2015

　　　同じものを構築するのではなく，地域の中でのあるべき姿を構築してほしいのです。それを最初に実現するための環境はまさに在宅医療だと思います。理解のある医師と一緒に在宅チーム医療のモデルを構築してほしいというのが私の想いです。

武藤　施設を対象に在宅訪問を行っている薬局の薬剤師の話を聞いたことがあります。その薬剤師は，医師が訪問する1週間前に自分が訪問して，患者回診をしてノートに患者の医薬品のことを記録してコメントも書き，それを医者に渡していました。そのノートを見せてもらったら，実に細々とコメントが書いてあって，医師もそれを見て処方変更をするそうです。そういった目に見える働きをしてもらえると，医師としてはとても助かります。

中井　チーム医療の中で，あくまでもその中心は医師ですし，治療方針を決定・変更するのも医師の役割ですから，患者の薬物治療を見ている薬剤師が，観察したこと，そして評価したことなどを，ちゃんと医師に伝えることが大切なんだと思います。
　　　在宅医療では一緒に訪問してディスカッションしてもいいでしょうし，後から薬を持っていくときでも患者がどれだけ飲んでいるか，どれだけ残薬があるか，あるいは高血圧の薬を飲んでいるのなら，薬が効いてるかどうかなど，処方する医師にしっかり伝えることが重要なポイントだと思います。
　　　ただ，その伝え方はけっこう難しくて，毎回電話やファクシミリだとうっとうしがられてしまう。今ならセキュリティを考慮したグループウェアのような仕組みを使って情報伝達する例もあるようです。まさにそれは，病棟で皆が見られる共通のカルテと同じだと思います。

●ポリファーマシー対策をとりやすいのが在宅医療

――　これからの薬剤師への期待として，残薬対策から発展してポリファーマシー対策への取り組みを指摘する方も多くいます。

武藤　いま，先進的な病院では，薬剤師による「ポリファーマシー外来」というのが始まっているそうです。こういったことも，在宅では一番やりやすいですね。最近は高齢者には使用を避けるべき薬剤のリスト（表1）などもありますから，それらを使って減薬を提案していく。

中井　最終判断は医師がするにしても，薬剤師として提案していくことが重要だと思

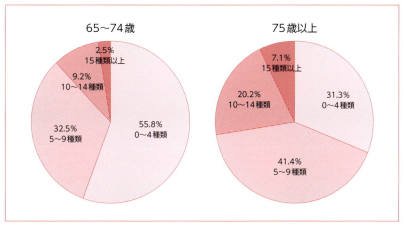

図5　高齢者の多剤投与の状況　　　　　（2015年7月22日中医協総会資料より）

います。日本老年医学会が出した『高齢者の安全な薬物療法ガイドライン2015』（図4）の最後にも，「薬剤師の役割」というタイトルで1章設けられています。ただ，残念なのが，ガイドラインで引用されている薬剤師活用のメリットに関するエビデンスが，すべて海外の薬剤師の活躍なので，これからは日本の薬剤師が実績を作らなければいけないと思っています。

武藤　たとえば3カ月以上Do処方が続くようなら，一度薬剤師が介入してDo処方を見直すようなことができないものかな。

中井　ご指摘とは若干異なりますが，長期投薬の際に分割調剤をすることがあります。診療報酬の要件に，分割して調剤した後には，薬剤師は知り得たことを必ず医師に報告することが入っています。薬剤師がチェックしました，だけでは意味がなくて，必ず医師に患者が薬を飲めている，飲めていないを報告する，また，薬剤師から提案することがポイントです。そうして，医師が薬物療法の効果を正確に評価し，そのうえで薬剤師からの提案を検討できることが重要です。

武藤　私もお年寄りの外来患者の減薬をしようと思って，まず胃薬や睡眠薬や処方意図が全然わからない，最初に誰が処方したかもわからないような薬をガンガン減らすのが最近，楽しみになってきて。そういったことを薬剤師から提案してもらえるといいですね。

中井　中央社会保険医療協議会に提出した資料にあるのですが，10剤以上処方されている患者が，65歳〜74歳で10数％，75歳以上で30％弱（図5）というのは，世界的に見ても多いのではないかと思います。そういった多剤処方・多剤投与の状況に関して，薬剤師も一定程度，責任は持つべきだと思います。そして，薬剤師も薬を渡すところまでではなく，渡した後も必然的に責任を持つことになると思います。そうすれば，やはり患者の服薬後が気になるでしょうから，処方医に相談，提案するようになるのではないでしょうか。

●プロトコルに基づいて医師と薬剤師が協働するように

武藤　処方提案の延長線上で考えると，2010年の医政局通知で医師と薬剤師が事前にプロトコルを取り決めたうえで，薬剤師の裁量が認められるようになりました（表2）。それの地域医療版ができないか考えているところです。そういったことを行う薬剤師への研修ができないかと。

——　医政局長通知は，米国のCDTM（collaborative drug therapy management）

表2　薬剤師を積極的に活用することが可能な業務

> 以下に掲げる業務については，現行制度の下において薬剤師が実施することができることから，薬剤師を積極的に活用することが望まれる。
>
> ❶薬剤の種類，投与量，投与方法，投与期間等の変更や検査のオーダについて，医師・薬剤師などにより事前に作成・合意されたプロトコールに基づき，専門的知見の活用を通じて，医師などと協働して実施すること。
> ❷薬剤選択，投与量，投与方法，投与期間などについて，医師に対し，積極的に処方を提案すること。
> ❸薬物療法を受けている患者（在宅の患者を含む）に対し，薬学的管理（患者の副作用の状況の把握，服薬指導など）を行うこと。
> ❹薬物の血中濃度や副作用のモニタリングなどに基づき，副作用の発現状況や有効性の確認を行うとともに，医師に対し，必要に応じて薬剤の変更等を提案すること。
> ❺薬物療法の経過等を確認したうえで，医師に対し，前回の処方内容と同一の内容の処方を提案すること。
> ❻外来化学療法を受けている患者に対し，医師などと協働してインフォームドコンセントを実施するとともに，薬学的管理を行うこと。
> ❼入院患者の持参薬の内容を確認したうえで，医師に対し，服薬計画を提案するなど，当該患者に対する薬学的管理を行うこと。
> ❽定期的に患者の副作用の発現状況の確認などを行うため，処方内容を分割して調剤すること。
> ❾抗がん剤などの適切な無菌調製を行うこと。

〔厚生労働省医政局長通知「医療スタッフの協働・連携によるチーム医療の推進について」（平成22年4月30日医政発0430第1号）より〕

の考え方が一部反映されているようにみえます。

中井　米国のCDTMの基本は，医師がまず明確に方針を決めて，その一部について薬物療法の実施を薬剤師に任せるということです。今回の「かかりつけ薬剤師包括管理料」でのかかりつけ薬剤師は，医師が処方した後，薬剤師が調剤をして副作用をモニタリングして，結果を医師に報告することになっており，ある意味で基本的な考え方は，CDTMと同様です。

武藤　そういったときに，看護師の特定行為の研修のようなフレームを作って，研修を受けた薬剤師ならここまでできるという仕組みを作れば，医師も安心して任せられるのではないでしょうか。

　看護師が特定行為の議論をする際には，まず最初に実態調査をしたんですね。病院で看護師はここまでやっているという。だからまずは，在宅薬剤師だったら在宅でここまでやっているという実態を調査したらどうかと思っています。

●医師と薬剤師の協働に処方箋を活用できないか

武藤　もうひとつ，医師と薬剤師の契約という観点から考えているのは，処方箋をもっと活用しようということです。処方箋も一種の契約ですから。

　以前，私が国立長野病院（現・国立病院機構信州上田医療センター）に赴任したときに，地元の上田薬剤師会と話し合って，処方箋の備考欄に「後発でも可」と書いたら薬局で後発医薬品に変えてもいい，という取り決めを作りました。それはまだ処方箋に後発医薬品の記載様式ができる前のことです。後発医薬品への切り替えも一種の契約なんですよ。だから備考欄に「リフィル3回まで可」なんて書いたらどうだろう。

中井　今なら分割調剤の仕組みを使って，これは何回に分けて，その間はちゃんと報告するように，という仕組みが使えます。ただ，そのためにも普段から医師と薬

剤師が顔の見える関係になっていることが必要です。たとえば，地域包括ケア会議などに参加していく薬剤師が必要だと思います。

●在宅医療はイノベーティブ

—— 今までお話しいただいたような，薬剤師と医師をはじめとする多職種との連携作りが在宅医療で求められるわけですね。

中井　在宅医療の重要性は，おそらくこれから今後もっと増えてきます。これまでの調剤報酬改定をみても，2014年改定は基準調剤加算のうちハードルの高い「基準調剤加算2」のほうに，在宅医療の実績要件が入りましたが，2016年改定では基準調剤加算が一本になって，加算の算定には在宅医療の実績が要件に入りました。

　おそらく今後も在宅医療の重要性はどんどん膨らんでいき，すべての薬局が在宅医療に取り組むことがあたりまえになってくると思います。地域包括ケアのひとつの役割として，在宅医療の提供は必須になるので，薬剤師も自分から積極的に取り組んでもらいたいところです。

武藤　在宅医療のなかで新しい医療の変革が起きてくると思うので，在宅医療はイノベーティブなんですよ。

中井　まさに，在宅が地域のチーム医療のはしりになって，そこから今後の薬剤師のあるべき姿が見えてくるはずなので，やはり在宅に出ていってもらわなければいけないということです。

　ただ，単に在宅医療をやったからではダメな時期に来ているとも思います。患者に寄り添うとか，どうやって在宅医療に参画するかといった議論も，それはそれで重要な視点ではありますが，これからは，それだけではダメな気がします。薬学という学問を使って患者にどのようなケアをし，その結果（アウトカム）がどうであったのかという議論に変えていくべき時期に来ていると思います。できれば，その結果（アウトカム）を定量的なデータにしていただき，エビデンスを持った議論を構築するべき時期に，すでに入っているとも思います。

●在宅医療が新たなチーム医療の姿をもたらす

—— 新しい医療への変革が起きてくるというのは，具体的にどんなイメージなのでしょうか。

武藤　たとえば在宅で薬剤師が薬物血中濃度を測るための検査用の採血をしたり，あるいは輸液の点滴や，場合によってはワクチンショットだって認めるとか。昔は「薬剤師は体に触っちゃいけない」という都市伝説がありましたが，今どきそんなことをいう人はいない。バイタルチェックもどんどんやっている時代です。褥瘡の塗り薬の基剤の判断なども，薬剤師の仕事ですからね。

中井　塗り薬の基剤の違いで治癒の速度が違ってくるという研究は，薬剤師が熱心に取り組んできたテーマです。そういったエビデンス作りをほかでもやっていかなければいけない。

武藤　オピオイドの効果をペインスケールを使って評価するのも薬剤師の仕事だと思います。

中井　医療に貢献できることはどんどんやればいいと思うのですが，ただし単独でやってはいけないと思います。医師や他の医療チームといっしょにやって，薬剤師がやったことを医師も知り得る状態でやるということです。

武藤　プロトコルで，評価方法や行える行為の範囲，リスクに対する対処法などを事

前に取り決めて行うということも一案ですね。

●チーム医療を病棟から在宅へ，そして地域全体へ

中井 在宅医療における薬剤師の果たす役割というのは，まさに地域のチーム医療の実践です。さらに，地域包括ケアは在宅医療だけではありませんから，通常の外来薬物療法についても医師といかに連携するかを，在宅医療の実績（アウトカム）を例にして，どんどん広げていくことが求められていると思います。

武藤 薬局のカウンターで，慢性疾患の薬物治療の評価や，アドヒアランスの確認をする。

中井 そこが非常に重要なポイントだと思います。薬学管理というのは服薬指導だけじゃない。薬を渡すまでの行為ではなく，むしろ薬を渡した，その後のほうが重要です。服薬後のモニタリングをして，それを処方医にフィードバックすることも薬学管理です。これらは，在宅での重要性が理解されやすいかと思いますが，外来の高齢者の慢性期医療でも同様にやってもらいたいということです。

先ほどの武藤先生のお話は，薬剤師の力を活用して，医療をうまく合理的にやろうという発想そのものだと思います。医療資源は限られていますから，リソースをどう振り向けるかという話ですね。

さらに，そのときに重要なポイントがいくつかあって，薬剤師についていえば，今までは渡すことに責任を持っていたけれど，これからは薬を渡した後も責任を持ってほしい，というのが武藤先生のご趣旨だと思います。まずはちゃんと飲ませること。飲んだら効果がどうか，副作用がどうかまで含めて，薬剤師も責任を持つべきだと。

●薬剤師は患者の飲む前から飲んだ後までトータルに責任を果たすべき

武藤 薬剤師職能として，さまざまな薬物に関わる情報を収集して，それを処方医にフィードバックするのが大きな役割ですからね。飲む前だけじゃなくて，飲んだ後の情報も把握して，トータルに薬剤師が責任を果たすべきだと思いますよ。

中井 それをやりやすいのは在宅医療ですが，在宅医療だけでなく外来慢性期医療だってあり得るということです。地域包括ケアシステムの中においては，在宅医療だけでなく慢性期医療も含めて，飲んだ後のことも医師と一緒になってフォローするのが薬剤師の役割だと思います。

武藤 在宅，高齢者だけでなく，すべての患者にまで広げていってほしいですね。

── ありがとうございました。

武藤　正樹氏

- 1974年　新潟大学医学部卒業
- 1978年　旧国立横浜病院外科
- 1994年　旧国立医療・病院管理研究所医療政策研究部長
- 1995年　旧国立長野病院副院長
- 2006年　国際医療福祉大学大学院教授

中井　清人氏

- 1990年　明治薬科大学大学院修士課程中退 厚生省（当時）入省
- 2004年　厚生労働省保険局医療課課長補佐
- 2014年　保険局医療課　薬剤管理官
- 2016年　国立がん研究センター研究支援センター研究管理部長

2002年薬学博士，2004年には人事院短期在外研修で米国保健省 Health Resources and Services Administration（HRSA）に在籍し，米国の薬剤師活動について調査

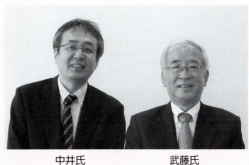

中井氏　　　武藤氏

序章 在宅療養に薬剤師が起こすイノベーション

3 在宅療養支援認定薬剤師とこれからの在宅医療の姿

狭間　研至（日本在宅薬学会　理事長）

これからの在宅医療・介護の環境

1. 入院から在宅・施設に患者が移っていく

　日本在宅薬学会が認定する「在宅療養支援認定薬剤師」が活躍するであろう在宅医療の世界について，これからの姿を考えるうえで，マクロの視点とミクロの視点があれば，より理解しやすいと思います。

　まずマクロでみると，病院入院日数の短縮化，病床数の削減のなか，人口ピラミッドで見れば最もふくらんでいる「団塊の世代」が今後，病気の好発年齢に入っていく状況です。しかも認知症，ロコモティブシンドロームなどで単独での外来受診も難しい患者が増えてきます。

　サービス付き高齢者住宅を含めた介護施設は今後，110万床を目標に整備するといわれています（図1）。現在のわが国の病床数が123万床ですから，ほぼ同数のベッドを作ることになります。しかも，病床機能の見直しが進むなかで，患者が入院するのはレアなケースになっていくでしょう。多くの患者が自宅や施設で医療を受けることになります。

　しかも，医師数は増えない。明らかに今の医師数でも少ないと皆が実感しているなかで，私は今いる「薬剤師という社会資源」の役割を見直すことがよいのではないかと考えてきました。多くの患者が自宅や施設で医療を受ける時代に，医師と薬剤師の関係が「ピッチャーとバッター」であったり，「僕処方する人，君つくる人」といった関係性ではもう限界がきます。これらマクロの問題を解決するうえで，薬剤師の役割の明確化が非常に重要な課題になるだろうと考え，制度として動かしていこうと考えたのが，2015年より本会が始めた在宅療養支援認定薬剤師制度につながっています。

2. 在宅医療を担う医師は限界にきている

　ミクロで考えると，医療機関の在宅医療の採算性の悪化があります。2016年の診療報酬改定でも，たぶん常時200人以上の患者を診ないと採算がとれないと見込まれ，在宅の医師は体がいくつあっても足りない状況です。

　そうなると診療面でも，患者の顔と名前と病気が一致しなくなってきます。たとえば私自身230人の患者を診ていた経験がありますが，月2回訪問すると460回/月。それを実働22日間で割ったら，1日20人以上。記憶力が良くても「えーっと，この患者さんは……」となってしまいます。

　そこで，在宅で診ていた患者さんを病院の薬剤師に50人ずつ受け持ってもらい，診察時に薬剤師から前回処方やその後の患者の状態，今回チェックすべき事項を聞くようにしたら，うまくいきました。

	平成26(2014)年度 実績値[※1]	平成29(2017)年度 推計値[※2]	平成32(2020)年度 推計値[※2]	平成37(2025)年度 推計値[※2]
●介護サービス量				
在宅介護	352万人	384万人 (9%増)	436万人 (24%増)	491万人 (40%増)
うちホームヘルプ	104万人	121万人 (16%増)	137万人 (32%増)	155万人 (49%増)
うちデイサービス	193万人	231万人 (20%増)	267万人 (38%増)	301万人 (56%増)
うちショートステイ	39万人	45万人 (16%増)	51万人 (32%増)	58万人 (48%増)
うち訪問看護	37万人	46万人 (24%増)	54万人 (46%増)	62万人 (67%増)
うち小規模多機能	8万人	13万人 (62%増)	15万人 (88%増)	17万人 (112%増)
うち定期巡回・随時対応型サービス	0.9万人	3.3万人 (264%増)	4.7万人 (419%増)	6.2万人 (584%増)
うち複合型サービス（看護小規模多機能型居宅介護）	0.3万人	1.4万人 (365%増)	1.8万人 (506%増)	2.3万人 (677%増)
居住系サービス	38万人	47万人 (24%増)	53万人 (39%増)	60万人 (57%増)
特定施設	20万人	25万人 (27%増)	29万人 (46%増)	33万人 (67%増)
認知症高齢者グループホーム	18万人	22万人 (20%増)	24万人 (31%増)	26万人 (45%増)
介護施設	95万人	106万人 (12%増)	114万人 (20%増)	123万人 (29%増)
特養	54万人	62万人 (16%増)	68万人 (26%増)	74万人 (36%増)
老健（+介護療養）	41万人	44万人 (7%増)	46万人 (12%増)	49万人 (19%増)
●介護保険料				
保険料基準額	4,972円	5,514円 (11%増)	6,771円 (36%増)	8,165円 (64%増)

図1　今後の介護サービス提供量の予測　　　　　　　　　　　（第6次介護保険事業計画より）

　それを試みたのが，薬剤師法第25条の2として薬学的知見に基づく指導義務が加わった頃で，まさに指導義務を果たしているわけです。医師の処方権を侵害するといった話ではなく，薬が処方意図どおり機能しているか，副作用が起きていないかどうかという点を確かめて，情報提供してもらうということです。

　それを踏まえていま考えているのは，医師の診察は月1回あるい3カ月に1回でもいいのではないか，その代わり薬剤師がその間に患者さんの状態を見ましょう，という仕組みです。2010年4月30日の医政局長通知にあったように，事前にプロトコルを医師と申し合わせて，あるクライテリアに入ったら投薬内容を変えたり，その経過を見て必ず医師に報告をするようにできないか，ということです。それが実現すれば，日本は諸外国と比べて対人口あたりの薬剤師数が多いといわれていますが，逆にそのことが大きなメリットになると考えています。在宅医療で行われているのは，ほとんどが薬物治療なのですから。

そんな薬剤師はどこにいる，と聞かれて

　このように，マクロ，ミクロ双方の視点から在宅医療における医師・薬剤師の役割分担，関係性の変化を考えるなかで，母校の医局の同窓会のような集まりで話をする機会がありました。

　そこで私はいつものように，「薬剤師は薬を出すまでの仕事の人ではなく，出した後の経過を見て薬学的にその謎を読み解いて，医師にフィードバックをして，共に次

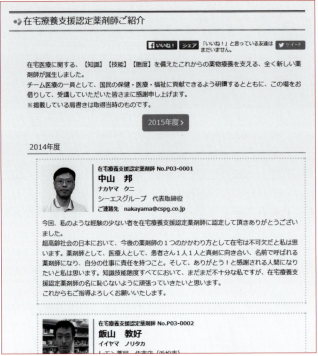

図2 在宅療養支援認定薬剤師の紹介ページには，名前と顔写真，所属と連絡メールアドレスも記載されている

の処方を考えるようになる」というお話をしました．このネタは，けっこう医師に受けるんです，「薬剤師はそんなこともできるのか！」と．

しかし，その席で質問があって「お話は最高だが，私の周りにそんな薬剤師はいない．どうやって探したらいいのか」と聞かれました．

そこで考えたのが認定薬剤師制度です．認定バッジをつけて，責任をもってやってくれる薬剤師が，回りから見てわかるようにしなければいけないと．認定者の一覧がホームページに載っていて調べられるような，そういった認定制度を動かさなければいけないと，そう確信しました．

よく，患者さんから「顔の見える薬剤師」といわれますが，医師，看護師，介護関係職種からもわかってもらうための制度を作ろうと考えたのが最初です．実際に，在宅療養支援認定薬剤師を紹介するウェブページには，顔写真と所属，メールアドレスを掲載するよう認定薬剤師にお願いしています（図2）．

目指すのは対人業務の能力の認定

では，在宅療養支援認定薬剤師は何ができるのか．それを学会でどのように認定するのかについてご説明します．

薬をきれいにまとめる仕事は，薬剤師さんなら皆ほぼできます．でも，在宅療養支援認定薬剤師はそれだけじゃない．お薬を出した後，患者がよくなっているか，よくなってないかを見極めて，そこに薬学的専門知識を活かす，まさに対人業務です．患者をみたときに薬学で考え，場合によっては医学的な知識もベースにして，でも薬学でしゃべる，という人です．それによって病気をよくする仕事ができるのが在宅療養

支援認定薬剤師になります。その能力があることを，第三者認証の仕組みも入れて認定すれば，回りの医師や看護師にも「この人は違う人だ」と認識してもらえると思っています。

実際の認定の仕組みは，薬学教育と同じく「知識」，「技能」，「態度」で評価していきますが，その内容を簡単にご説明しましょう。

知識については，eラーニングが中心で，学会の「認定セミナー」もあります。

実技については，以前から取り組んでいる「バイタルサイン講習会」に，1回は出てもらおうという仕組みにしています。

態度については「事例報告」を5例出してもらっています。また，面接もあって，初年度に認定した17人は全員私が面接し，2年目は初年度の認定薬剤師に面接官になってもらいました。私が面接したときの基準にしたのは，「この薬剤師さんに自分の患者を任せられるか」という点でした。翌年に面接官になった認定薬剤師さんには，「自分がこの人に『代わりに行ってきて』って頼めるか」を考えてもらいました。

そういう意味では，態度の評価はまだ暗黙知，感覚的なものです。それを形式知に落としこんでいかなければいけない。しかし，面接を取り入れたことはよかったと思います。今後も続けていく方針です。

医師と薬剤師の関係性の変化を実現するために

1. 病状が安定している患者の病状のフォローアップ

在宅療養支援薬剤師が活躍する在宅医療の世界をきっかけに，医師と薬剤師の関係性が変わっていくことはこれまでに述べたとおりです。

医師の仕事は突き詰めていくと「診断」と「救命」になります。たとえば来院した患者さんから「ブツブツが出た」といわれたとき，医師は病気と絡めて原因を考えて「これは何々病だ」と決めるのが仕事です。一方で，病状が安定している患者に「またお薬を出しましょう」というのは，もう医師の仕事ではなくなりつつあると感じます。

それは「簡単なことは薬剤師がやりましょう」という話ではなく，薬剤師には患者が処方どおり飲めているか，患者の身に起きた問題にこの薬は適しているか，といった評価を薬学的に考えてもらうということです。そして，「これまでは薬学的に納得がいくが，今日の患者の状態は何か変だぞ」という見方で，薬剤師法第25条の2，薬学的知見に基づく指導義務を果たしてもらう，という意味なのです。

処方箋に基づいて薬剤師が調剤し，薬剤師法第25条の2に基づいて患者をフォローする。フォローしながら患者の状態を評価する際に，薬理学，薬物動態学，製剤学などの知識をフル回転させると，医師や看護師は「目からうろこが落ちた」ということになるわけです。

それが結果的に，ポリファーマシー状態の改善につながったり，コンプライアンスが悪くて残薬が発生している人の問題解決につながるでしょう。

2. 在宅だけでなく薬局外来業務も変わる

在宅療養支援認定薬剤師の取り組みは，在宅の現場だけではありません。薬局の外来でも患者さんとの関係，外来患者の見方も変わります。ある若い薬剤師に話を聞いたところ，「外来患者の血圧を測ったり，足を触ったりする」のだといいます。靴下を脱いでもらって，「やっぱりむくみはだいぶましになっているね」という話をすると，患者さんはとても安心するんだそうです。もちろん，興味本位でするわけではあ

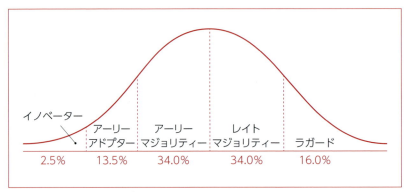

図3　イノベーションの理論

りません。むくみがあるようなら「フロセミドは再開されますか？」とか，「これが足りてないのではないか」とか，「次，どうしたらいいんでしょう」といった，薬学的な謎解きにつながるわけです。

地域医療のイノベーター

　こういった話に共感して，いま行動している薬剤師は，イノベーションの理論（図3）でいえば全体の2.5％にあたる「イノベーター」に分類される人たちなのでしょう。

　その次にいる「アーリーアドプター」は全体の13.5％，イノベーターをチェックする人たちです。新しいアイデアがその人たちに伝われば16％が動き出します。イノベーターはたくさん失敗もするし，ときどき突拍子もないことをやりますが，アーリーアドプターは良識派です。その16％が動いて続く34％の，よくいえば流行に敏感だけれども主体的ではない「アーリーマジョリティー」が流れ出したら全体が動きだす。一番最後の「ラガード」の人も，「しゃあないな」といって動きだす。

　ただし，そこまで至るにはどうしても時間がかかります。よく，薬剤師から処方医の理解がなくて，という話を聞きます。そんなときに，「処方医はおいくつですか」と聞くと70代だったりします。微妙な話ですが，その医師が10年後も現役かどうかわかりません。一方で，地域には多職種連携でやろうっていう若い医師もいるはずです。在宅医療黎明期のいまはまず，そういう人と連携するべきでしょう，とお話しします。患者さんでも，「なんで貴様が俺の血圧なんかいうんだ」という方ではなく，「いいですよ，ちゃんと薬剤師さん測って」といってくれる方で，まず1例やりましょうとお話ししています。

　医療に限らず，状況が変わるには時間の経過がとても大事だと思います。たぶん，いまは社会がまだ動いてない，世の中の変化がまだ見えてきていないということもあるでしょう。後で述べますが，その意味で2016年の調剤報酬改定は，イノベーターやアーリーアドプターの活動を薬局経営の面で評価し，促進する視点からも，とても大きなインパクトがあったと考えています。

2016年から本格化した「薬剤師」と「薬局」のパラダイムシフト

1. 分業推進策のシフト

　医薬分業の黎明期から，処方箋発行率が7割を超えるレベルまで受け皿を作るということについては，医薬分業施策は極めて政策が機能したと思います。場合によっては，オーバーじゃないかといわれるぐらいの数を作ってきましたが，今度はそれをシフトさせていく。それは，ある意味で正常進化なんだと思います。

　つまり，政策の誤りを方向転換するという意味のシフトではないということです。これまでも，制度上は常に絶対良いほうを選んできたはずです。でも，そうやって最善を積み重ねてきた結果が最善ではないように見えるということは，それまでの常識がこれからは常識ではなくなる「パラダイムシフト」が起きているのでしょう。

2. 新パラダイムへの移行は2035年を見据えて

　典型的なパラダイムシフトといわれる，天動説対地動説の話も示唆に富んでいます。天動説はキリスト教の天地創造に基づく考え方で，ローマ法王をトップとするいわゆるヨーロッパ文化に深く根付いたものでした。地動説はそれと真っ向から対立するわけです。

　ですから，最初は「なるほど，確かに地球が動いていますね」という人はいなかったのが，時を経てだんだんと浸透していきました。なぜ天動説が地動説に移ったかというと，天動説を唱える世代がだんだん亡くなっていったからだといわれています。

　これまでは，門前で計数調剤をいかに効率的に正確に行うかに，この国の多くの薬局が全神経を注いできたわけです。それは間違っていなかったかもしれないけれど，これからは方向性をシフトしてください，ということです。「門前」から「かかりつけ」，そして「地域」へのシフトを，2025年から2035年を見据えてやることになったわけです。

パラダイムシフトを報酬面で加速させる

　これまで薬剤師が対物業務を行っていれば，薬局経営的には完璧でした。それが完璧じゃなくなろうとしています。門前薬局で計数調剤をこなしていれば儲かってきたものが，いろんな社会情勢などが重なり，「それは過剰収益じゃないか」といわれるようになった。社会保障制度の中の報酬体系としては，やはり何らかの是正が必要だという話になって，2016年の調剤報酬改定があった。私はいつも「お金は人生で最も大事なものではないが，最も大事なもののひとつだ」と言っています。経営的にみても，採算というのは行動にとても大きな影響を及ぼします。薬剤師が行う業務にも変化をもたらすことになるでしょう。

　そのタイミングで「患者のための薬局ビジョン」が出たわけです（図4）。これは法律ではありませんが，塩崎厚生労働相が「薬局ビジョンをまとめます」と閣議後の記者会見で発言して，経済財政諮問会議を経て出されたものですから，意味合いが大きい。

　薬局ビジョンはこれから薬剤師がどのような業務を行い，どういったアウトカムを患者に提供することが求められているのかを記したものです。この内容に沿って，今後の医薬分業制度，調剤報酬制度も必ず変わっていくでしょう。2016年改定は助走

図4 「患者のための薬局ビジョン」のサブタイトルは「門前」から「かかりつけ」，そして「地域」へ

であって，本題は2018年とそれを引き継ぐ2020年だと思います。

狭間 研至氏

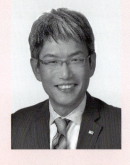

1969年 大阪生まれ
一般社団法人　日本在宅薬学会　理事長
ファルメディコ株式会社　代表取締役社長
医療法人嘉健会 思温病院　院長
熊本大学薬学部・熊本大学大学院薬学研究部　臨床教授
医師，医学博士
1996年　大阪大学医学部卒業後，大阪大学医学部附属病院，大阪府立病院（現大阪府立急性期・総合医療センター），宝塚市立病院で外科・呼吸器外科診療に従事。
2000年　大阪大学大学院医学系研究科臓器制御外科にて異種移植をテーマとした研究および臨床業務に携わる。
2004年　同修了後，ファルメディコ株式会社代表取締役。
2009年　一般社団法人　在宅療養支援薬局研究会（現，日本在宅薬学会）設立，理事長。

第1章

事例報告

在宅療養患者の問題点を解決する

第1章 事例報告 在宅療養患者の問題点を解決する
1. 薬の服用に関する問題を解決する

1 薬が管理できない患者・家族への対応事例

> **症例** 70代男性　要介護度2　身体障害者

診断名　脳梗塞，肺梗塞，大腸がん術後。
利用中のサービス　訪問薬剤管理指導，通所リハビリテーション，訪問介護，福祉用具貸与（屋外用歩行器），ショートステイ。
介入時の処方内容・当該処方薬の服用期間

ワーファリン錠 1mg	1回2錠	1日1回 朝食後
レザルタス配合錠 HD	1回1錠	1日1回 朝食後
アトルバスタチン錠 10mg	1回1錠	1日1回 朝食後
アロプリノール錠 100mg	1回1錠	1日1回 朝食後
セレニカ R 顆粒 40%	1回2g	1日1回 朝食後
デタントール R 錠 3mg	1回1錠	1日1回 朝食後
プラビックス錠 75mg	1回1錠	1日1回 朝食後
ビソルボン錠 10mg	1回1錠	1日3回 毎食後
アローゼン顆粒	1回0.5g	1日1回 夕食後
酸化マグネシウム原末	1回0.5g	便秘時

・2012年10月〜現在まで

他科からの処方薬の内容・使用期間

フリバス錠 50mg	1回1錠	1日1回 朝食後
プロスタール錠 25	1回1錠	1日2回 朝・夕食後

・2013年5月〜現在まで

受診・服用開始の経緯　45歳で脳梗塞を発症，軽度右麻痺，言語障害が残る。70歳，妻から要介護認定の申請。要支援となり屋外用歩行器のレンタルと訪問介護を開始。71歳，肺梗塞にて入院。1カ月ほどで退院し，ショートステイを利用しながら自宅療養。73歳，尿路感染症で3週間ほど入院。その後，足の運びが悪くなった。その後も3カ月に1回程度，発熱などで入退院を繰り返している。

患者背景・服薬状況　嚥下機能が低下しており，食事も嚥下食になっていたが，ST（言語聴覚士）によるリハビリテーションを受け，常食を食べられるまでに回復した。入院のつど誤嚥性肺炎を疑うが，レントゲンには現れない様子。また，この頃より薬の管理が困難となった。

特別な医療の状況　なし。
患者の生活状況　食事，睡眠，排泄については特に問題なし。喫煙，飲酒なし。足の運びが悪いので，歩行器を利用し，転ばないように気をつけながら散歩などをして，体を動かすようにしている。毎朝，新聞を読むのが日課。テレビを観るのも好きである。
患者の精神状況　性格は温厚である。若い頃には，よく賭けごとをしていた。
患者の社会状況　主介護者である妻も要介護状態（要介護度2）である。近くに住む娘さん

が日常生活に協力している。また，ショートステイやデイサービスなどを利用しながら，在宅で療養中。生活保護適用。

薬剤師による介入の経緯　薬は自分で管理していたが，発熱による入退院を繰り返すうちに薬の管理が困難となった。同居の妻も要介護状態であり，服薬支援ができないということで，主治医の依頼により薬剤師による居宅療養管理指導を開始した。

共同指導などへの参加状況　退院時，緊急時，介護保険の更新時にサービス担当者会議に参加。

医療・介護チームなどからの情報

患者・家族の訴え，療養に関する意向　(本人) 前よりも足が思うように動かない気がする。転ばないように気をつけながら散歩などをして体を動かすようにしたい。薬がわからなくなってしまったので，わかるようにしてほしい。(妻) できることは自分で行ってもらいたい。自分も体調がよくないため，休息がほしい。

医師からの情報　血液検査では問題ない。薬の管理ができなくなっているので，薬剤師の訪問により服薬状況の確認，服薬指導，薬剤管理状況の確認，生活状況と体調の把握を行うこと。

ケアマネジャーからの情報　薬の種類が増え服薬が困難になったが，なるべく何でも自分で行いたいというご本人の気持ちを生かした服薬支援をしてほしい。嚥下機能を保てるようにする。適度にひとりの時間を作るなど，妻とともに身体的，精神的に良い状態を保てるよう支援する。その他，リハビリの医師からの指導で，住宅の周囲を歩ける状態を保てるよう支援する。

薬学的視点からみた事例の問題点（目のつけどころ）

❶ 入退院を繰り返すうちに薬剤数が増え，自己管理できなくなった。朝夕は足りなくなり，昼が多く残っている状況を，どう解決するか。妻も要介護状態で多くの薬を服用しているため，妻による服薬支援は望めない。患者本人は自分で服薬管理をしたいと希望していることから，できるだけ自己管理を支援する。

❷ 介護者である妻の負担を軽減するための支援が必要。

❸ 急な発熱がたびたび起こるなど，体調が安定しない状況に関する指導が必要。

問題解決のためのアプローチ

1. 問題解決のための支援内容

(1) 薬剤数が多くなり自己管理が困難な問題

　まず，薬の種類が多い点に関して，念のため各科担当医師に連絡を取り見直しの可否を確認した。その結果，現在処方されている薬剤はすべて必要であり，現時点では減薬できないとのこと。

　そこで，自己管理を支援するグッズを検討した。患者は以前，市販の服薬カレンダーや服薬ボックスも使ってみたが，出し入れしにくく，見づらいので好きでなかっ

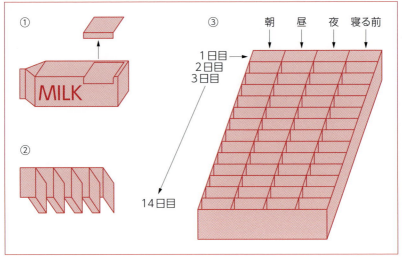

図1　自作したお薬ボックス

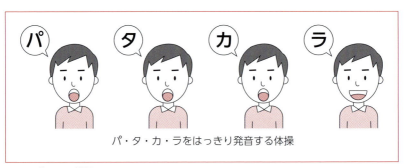

図2　パタカラ体操

たとのこと。そこで，患者に使いやすい支援ボックスの自作を検討した。適当な大きさの箱に朝，昼，夕の仕切りを付けて（図1），診療科ごとに一包化した薬剤をホチキスで止め，1回分ずつセットした。

(2) 妻の負担軽減への支援

妻が3食とも食事を作り，汁物にはトロミをつけたり，その他は細かく刻むことで食べられているが，食事の準備の負担も大きい。そこで，現在は良い嚥下食が市販されていることを伝え，休息のためにときどき利用することを勧めた。

(3) 体調が安定しない問題への対応

たびたび発熱する原因として，尿路感染，誤嚥性肺炎などが疑われている。尿路感染の可能性については，体を冷やさないこと，リハビリパンツも蒸れずに吸収の良いものを選び，小まめに交換するように指導した。

誤嚥性肺炎の可能性については，徐々に嚥下機能が低下している可能性があるので，機能低下を防ぐ嚥下体操〔パタカラ体操（図2）など〕を行い，口腔ケアを徹底し清潔を保つよう指導した。

また，常に薬剤を誤嚥せずに飲み込めていることを確認し，鎮咳薬など不顕性誤嚥を招きやすい薬剤もたびたび臨時処方されるため，そのような場合は，訪問時には特にバイタルサイン（体温，呼吸音，SpO_2 など）の変化に注意するようにした。

(4) その他の問題点

ワーファリンを飲んでいるにもかかわらず，妻が青汁を飲ませようとしていたこと

があった。改めてワーファリンについての注意事項について説明し，他の薬についても作用，用法，用量などを再度説明した。

2. 結果（改善点）

市販のカレンダーや服薬ボックスでは正確な服薬ができなかったが，この手作りの箱はわかりやすく，使いやすいようで，ほぼ正確に服薬できるようになった。

妻も，市販の嚥下食をときどき利用することにより余裕が生まれたほか，患者の薬についての理解も深まった。

急な発熱については，なお原因は不明であるが，嚥下体操などさまざま工夫の結果，以前よりも発熱の回数が減少し，入院の頻度も1年に1回程度までに減少した。

3. 今後の課題

今後，足の運びや嚥下の状態が変化していく可能性があるので，引き続き様子を見ていくとともに，服薬について改善すべきことがあれば対処する。医師をはじめ歯科医師，理学療法士，言語聴覚士など多職種との連携が必要である。

考　察

薬の自己管理ができなくなっているのを発見した際に，どのような支援をするかは患者ごとにさまざまで，市販のお薬カレンダーも活用できない可能性があります。壁に吊るすカレンダー型が良いのか，ボックス型が良いのかも，生活習慣や住宅環境によって違ってきます。今回，ちょっとした工夫ではありますが，仕切りつきの箱など患者に合わせた服薬支援を行いました。これにより，薬をきちんと飲めるようになり，体調が安定したと思われます。また，薬剤師が服薬だけでなく生活全体を見てアドバイスすることにより，ご家族も含めて安心して生活できるようになったと感じています。

角間　英子（カドマ南薬局）

Dr. ハザマのコメント

薬剤師の在宅療養支援第一歩である「お薬の配達と整理」からどのような一歩を踏み出すのかが，たいへん参考になります。

牛乳パックを使った方法など，薬剤管理の「ちょっとしたお得情報」は家族や介護者から喜ばれますが，それだけを訪問薬剤師の仕事としてしまうわけには行きません。

「対物から対人へ」ということになりますが，薬を服用するときの問題にとどまらず，誤嚥性肺炎や尿路感染など発熱を来す状態に陥らないようなアプローチを薬剤に軸足を置きながら自然に行っておられます。

「お薬の配達屋」からどう脱皮するかという壁に悩まれている方には，ぜひ参考にしていただきたいアプローチです。

第1章 事例報告 在宅療養患者の問題点を解決する
1. 薬の服用に関する問題を解決する

2 服薬を忘れる患者に対応し、減薬に至った事例

症例 80代男性　要介護認定なし

診断名　高血圧症，脳梗塞。
利用中のサービス　訪問診療，訪問薬剤管理指導。
介入時の処方内容・当該処方薬の服用期間

アムロジピン錠 2.5mg	1回1錠	1日1回 朝食後
ブロプレス錠 8mg	1回1錠	1日1回 朝食後
バイアスピリン錠 100mg	1回1錠	1日1回 朝食後

以上，一包化
- 2012年6月〜

他科からの処方薬，OTC薬，健康食品など　なし。
受診，服用開始の経緯　健康診断にて高血圧であることが判明。
患者背景，服用状況　思い出したときのみ服用する状況だった。
特別な医療の状況　なし。
患者の生活状況　食事摂取は良好。朝食および昼食は自分で作っている。夕食は高齢者向け宅配弁当サービスを利用。就寝は21時，起床は5時と規則正しい生活を送っている。ほぼ毎日よい形と適度な量の排便あり。
患者の精神状況　言葉遣いは丁寧で穏やか。几帳面できれい好き。やや頑固な面がある。
患者の社会状況　独居．隣市に弟が住んでおり，年に数回会っている。1週間に一度，近所の仲間とゲートボールをしている。
薬剤師による介入の経緯　服用状況が悪いため血圧が安定せず，また交通の便が悪く通院困難な状況でもあったため，医師から訪問薬剤管理指導の要請があった。
共同指導などの参加状況　緊急時および必要時には処方医とすぐに話し合える環境。平常時は書面で対応。

医療・介護チームなどからの情報

患者の訴え，療養に対する意向　現在の穏やかな生活を続けていきたい。
医師からの情報　薬の飲み忘れが多く血圧が高い。また薬の管理についても指導をお願いしたい。血液検査の結果は表1のとおり。

表1 介入開始時の血液検査結果

タンパク：7.7（g/dL）	白血球：8,400（/μL）
AST：25（U/L）	赤血球：396（10^4/μL）
ALT：10（U/L）	ヘモグロビン：13.1（g/dL）
HDL：59（mg/dL）	ヘマトクリット：38（%）
LDL：65（mg/dL）	赤血球恒数
中性脂質：62（mg/dL）	MCV：96（fL）
尿素窒素：23（mg/dL）	MCH：33.1（pg）
クレアチニン：1.0（mg/dL）	MCHC：34.5（%）
尿酸：6.1（mg/dL）	血小板：19.2（10^4/μL）

薬学的視点からみた事例の問題点（目のつけどころ）

❶ 血圧コントロール不良の原因は何か。
❷ 患者の病識，薬識は十分か。

問題解決のためのアプローチ

1．問題解決のための支援内容

(1) 血圧コントロール不良の原因を探る

　処方されているアムロジピンは，半減期が長く定常状態をとる薬剤のため，少しくらい服用を忘れても急に血中濃度が低下することはない。にも関わらず，当患者の場合は診察時収縮期血圧が160mmHgを超えることが多いだけではなく変動も大きく，ほとんど薬を飲んでいないことが予測された。

　では，服用を忘れる原因はどこにあるのか。

　食事は普通食を摂っており，その際にむせたりつまったりすることはなく，嚥下機能は正常に保たれているため，錠剤の大きさなどに問題はないと思われた。さらに薬の味についても本人はまったく気にしていなかった。副作用もなかったため，服用できない原因は薬剤自体にはないと判断した。

　患者は高齢ではあるが，理解力や認知機能および身体機能が著しく低下しているようなようすは見受けられなかった。薬や医療者に対する不信感も特にない。

　しかし，血圧が高いことにより生じるリスクについて聞いてみると，「知らない。別に血圧が高くても体の調子はなんともない」という答えが返ってきた。初診時に医師から説明を受けているはずだが，本人は覚えていなかった。これにより，服用状況が悪いのは知識不足が原因ではないかと考えた。

(2) 病識・薬識不足を指導する

　血圧が高いままだと，脳卒中や心疾患などの危険性が高まり，患者が望んでいる現在の穏やかな生活を続けられなくなる可能性もあることを伝えた。だたし，服用により血圧を安定して下げることができれば，そのリスクを下げられることを説明し，毎日服用する意義を納得していただいた。

　さらに，患者自身が医療チームの一員であると自覚できるように，血圧を毎日測定・記録し，訪問診療時に医師に見せるよう提案した。

表2　処方内容の変化

アムロジピン錠 2.5 mg	➡	中止
ブロプレス錠 8 mg	➡	アジルバ錠 20 mg　1回1錠　1日1回　朝食後
バイアスピリン錠 100 mg	➡	継続

2. 結果（改善点）

　毎日薬を服用できるようになっただけではなく，血圧の測定・記録も行うようになり，最終的に血圧は120/80 mmHg程度で安定するようになった。

　あるとき，医師が血圧を測定した際にはやや高かったが，自分が日々記録した家庭血圧を見せたところ，降圧薬の増量が見送られたと，とても嬉しそうに話してくれたことがあった。これを機にアドヒアランスがより向上した。

　その後，さらに服用状況が改善した結果，アムロジピン錠2.5 mgは中止に，ブロプレス錠8 mgはアジルバ錠20 mgに変更となり，降圧薬を1剤減らすことができた（表2）。その後も血圧コントロールは良好である。

3. 今後の課題

　やや視力が落ちてきているため，将来的に身の回りのことを自分でできなくなる可能性がある。その時，極力自宅で過ごせるようにするために，どのようにサポートしていくか。地域包括支援センターなどとも連携して取り組んでいく予定である。

考　察

　「服用を忘れる」原因はさまざまです。たしかに，理解力や認知機能が低下した場合，もしくは身体に不自由がありヒートのままでは服用が困難な場合などであれば，一包化やお薬カレンダーなどで対応することは有効な解決策のひとつとなります。しかし，服用を忘れる患者に対して一律に同じ対応をするだけで終えてしまうと，服用状況を改善できないだけでなく，その背後にある問題を見逃してしまうおそれがあります。

　たとえば，嚥下困難により服用ができていないケースであれば，将来誤嚥性肺炎を起こしてしまう可能性があり，副作用が原因のケースであれば発見が遅れることによりさらに大きな健康被害を起こしてしまう危険もあります。

　薬剤師には，患者が薬をうまく服用できていなければ，まずその原因を突き止め，解決することが求められます。その際，製剤学の観点から嚥下困難を伴う患者に対しての簡易懸濁法や粉砕法の提案，薬理・薬物動態学の観点からの副作用モニタリングなど，薬剤師ならではの視点がとても有用だと考えます。服用忘れには，薬学的な視点を基に患者の人格や生活環境を考慮し，一人ひとりに適した解決策を考える必要があります。

　本事例では患者が真面目な性格であったため，毎日の血圧管理を厳格にしましたが，それをとても負担に感じる患者もいるので，患者個々に最適な対応を考える必要があります。

宮崎　梓（ファーマライズ薬局）

Dr. ハザマのコメント

　薬剤師の在宅療養支援は，ともすれば，医師が指示した項目のみをきちんと達成するということを目標にしてしまいがちです。しかし，本事例での薬剤師の関わりは，大きく異なります。「薬の飲み忘れが多く，血圧が安定しないのでお願いします」という医師の指示を受けてはいますが，実際に患者さんの状態を見て，血圧コントロール不良の原因を探っています。そして，日常生活のあり方を見たうえで，身体的・精神的理由ではなく，病識・薬識の不足だというところに行き当たり，薬剤師としてのアプローチを組み立てています。

　生活習慣病の治療は，生活習慣の改善と薬物治療が基本となりますが，高齢者で独居となるとそのどちらもがうまくいかなくなることも少なくありません。本事例のように，薬剤師が患者さんに焦点をあてて介入することで薬が減らせるというケースも，今後増えていくと思われます。

第1章 事例報告 在宅療養患者の問題点を解決する
1. 薬の服用に関する問題を解決する

3 服薬を嫌がる患者への指導が奏功した事例

症例 70代男性　要介護度3　難病指定

診断名　パーキンソン病，高血圧，糖尿病，脂質異常症，高尿酸血症，手根管症候群。
利用中のサービス　訪問薬剤管理指導，通所リハビリ，福祉用具レンタル，ショートステイ。
介入時の処方内容

内科（かかりつけ医）		
バイアスピリン錠 100 mg	1回1錠	1日1回 朝食後
ジャヌビア錠 50 mg	1回1錠	1日1回 朝食後
ローコール錠 20 mg	1回1錠	1日1回 夕食後
ブロプレス錠 8	1回1錠	1日1回 夕食後
アロシトール錠 100 mg	1錠	1日1回 朝食後
エパデールカプセル 300	1回3C	1日2回 朝夕食後
メコバラミン錠 500μg	1回1錠	1日2回 朝夕食後
プロテカジン錠 5	1回1錠	1日2回 朝夕食後

他科からの処方薬，OTC薬，健康食品などの内容

総合病院脳神経内科
メネシット配合錠 100
レキップCR錠 2 mg
ナウゼリン錠 5
シンメトレル細粒 10%
エフピーOD錠 2.5
ツムラ抑肝散エキス顆粒

総合病院麻酔科
リリカカプセル 25 mg

OTC薬
精力剤

受診・服用開始の経緯　10年ほど前に心筋梗塞で入院。その後かかりつけ医にて経過フォロー中，家族から小刻み歩行，つまずき，左手の震えなどの指摘あり。脳神経内科を紹介されパーキンソン病と診断。服薬開始となる。また左拇指の痛みと痺れがありボタンが止められないなどの症状があり，同病院麻酔科にて手根管症候群と診断され服薬開始となる。

患者背景，服薬状況　本人管理時は薬を抜いて捨てたり間違えて服用していた。OTC薬や精力剤など隠れて購入，服用していたことも判明し別居の娘が通って薬を管理することとなった。しかし本人は家族のいうことは聞かずコンプライアンス不良のまま手が出せない状況。

患者の生活状況　食事良好。むせこみ少しあり。毎夜甘味を摂取。日中傾眠傾向あり。排泄良好。
患者の精神状況　性格は頑固。亭主関白，多趣味。家族にDV歴あり。医療従事者には従順。
患者の社会状況　マンションに夫婦2人暮らし。娘が月2回通院や介護を介助。近隣に親戚や知人もおり，社会交流は少ないがある。
薬剤師による介入の経緯　娘による服薬管理は限界で，かかりつけ薬局に訪問の相談をしたが対応していないとのことで，ケアマネより当薬局に相談。
共同指導などへの参加状況　サービス担当者会議に参加。
経過説明，薬剤師の関わり　ケアマネと同行し自宅を訪問すると残薬がアンバランスに多数あった。かかりつけ医に服薬状況を報告したところ，医師からも血糖値が高く次回薬剤を検討する予定だったとの情報を得て，訪問開始となった。

医療・介護チームなどからの情報

家族の訴え，療養に関する意向　本人は家族のいうことは聞かず，症状は薬のせいだと思い込み，勝手に薬を調節して捨ててしまったりする。隠れて精力剤などを買って飲むのも良くないのではと不安。甘いものが好きで毎晩食べている。娘が通って薬を管理するのも限界なので，薬剤師にお願いしたい。

医師からの情報　血糖コントロール不良で薬を検討中。パーキンソン病も進行している。性機能低下を気にしており，脳神経内科医師からパーキンソン病の影響であると説明を受けているが本人は納得していない。

ケアマネジャーからの情報　薬を自己判断で捨てたり，OTC薬や精力剤などとの相互作用も心配なのでチェックしてほしい。話をしていても気に入らないと席を立ってしまうので，専門家に管理してもらいたい。医師から運転禁止といわれているが継続しており，警察にも相談している。妻へのDV歴がある。

薬学的視点からみた事例の問題点（目のつけどころ）

❶多科受診により服用薬が多く，OTC薬や健康食品の相互作用のチェックができていないなど，管理ができていない。
❷病識・薬識の低さによりアドヒアランスが不良。
❸パーキンソン症状があり，上を向いて散剤の服用が困難。転倒や運転のリスクも大。

問題解決のためのアプローチ

1. 問題解決のための支援内容

(1) 薬剤の管理

残薬はすべて回収（図1）。現在処方にない不要薬は廃棄，整理し，薬局で一元管理。各科医師より一包化指示を得て，3科まとめて一包化。自宅では処方薬のみ服用するよう，お薬カレンダーで管理（図2）。1週間ごとに訪問し，OTC薬を購入していないか確認するとともに，本人が薬剤を自己調節しないよう，意識づけのため服用

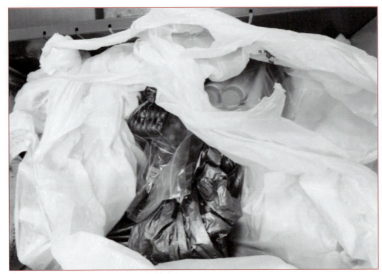

図1　残薬のようす（類似事例の写真）

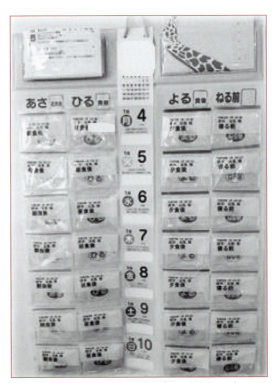

図2　患者に用いたものと同タイプのお薬カレンダー

後の空包をカレンダーに入れてもらい確認。
　抜歯時は抗血小板薬の一時中止・再開の調整を行った。

(2) コンプライアンス不良の対策

　まず，本人が自己調節する理由を聞きだし，なぜこの薬を飲まなければならないかを説明。糖尿病に対しては薬物治療以外に実行可能なこと（甘いものは午前中に食べる・菜園での畑仕事などの軽運動）から提案。パーキンソン病の症状は理解しておらず，継続して指導。信頼関係の構築のため，きちんと飲んだ後の効果や副作用をバイ

タルチェックも用いて確認。また，検査値を本人と一緒に定期的に確認。

(3) 服薬の支援

散剤は袋オブラートやお薬ゼリーの使用を提案。運転リスクは医師，ケアマネなどと情報共有し，粘り強く説得を続ける。転倒による骨折，ドパミンアゴニスト増量時の副作用（傾眠・リビドー亢進）を聴取した場合は，迅速に情報共有・減量提案を行った。

2. 結果（改善点）

指導により病識・薬識が向上。ネックのひとつであった性機能障害は，薬が原因ではないかとの不信感がなくなり，自己判断での服薬調節や隠れて精力剤を服用することがなくなった。

お薬カレンダーを夫婦で確認する習慣がつき，散剤は袋オブラートを使用し，コンプライアンスが向上した。

その結果，血糖値は安定し糖尿病薬強化を回避。副作用の早期発見により減量。

転倒し右手首骨折した際に，本人は制限を受けるのが嫌で受診せず我慢していたが，訪問時に腫れを確認，リスクを説明し受診につなげた。またケアマネに情報提供し，福祉用具のレンタルやリハビリなど転倒予防の対策を行った。その後，運転免許証を自主返納した。

3. 今後の課題

総合病院専門医との情報共有・連携。パーキンソン病進行に対する対応が必要と考える。

考　察

病識・薬識が低いため，薬剤を自己調節してしまったり，複数科による処方薬で管理困難になった事例です。薬剤師が訪問することによりアドヒアランスが改善し，薬物治療の強化を回避できたほか，副作用の早期発見や自動車事故の可能性の回避にもつながりました。今後の病状進行に対する在宅療養支援は，かかりつけ医と専門医による薬物治療を一元管理する薬剤師と，ケアマネをはじめとする介護職種との連携が非常に重要だと考えられます。

有輪　泉（NUX薬局）

Dr. ハザマのコメント

　高齢化が進もうとも，薬学教育が6年制になろうとも，正確・迅速に調剤し，コンプライアンスが保てるように服薬指導を行い，必要に応じた配薬・服薬支援を行うことの重要性は変わりません。また，患者さんが医師にはなかなか言わないようなことを，看護師や薬剤師におっしゃるケースはたくさんあります。

　本事例では，薬剤師の基本的業務を忠実に履行しつつ，「対物から対人へ」薬剤師のフォーカスを移すことで，最終的に，多職種と連携したチーム医療が行えるようになっています。

　在宅に訪問したり，バイタルサインを計測したりというのは，薬物治療の適正化を薬剤師の専門性を活かして行おうとした際に，結果的に行われるものだと思いますが，本事例はその典型的な一例といえるでしょう。

第1章 事例報告 在宅療養患者の問題点を解決する
1. 薬の服用に関する問題を解決する

4 アドヒアランス改善の支援事例

症例　80代女性　要介護度1

診断名　喘息，狭心症，逆流性食道炎，慢性副鼻腔炎　など。
利用中のサービス　訪問薬剤管理指導。
介入時の処方内容・当該処方薬の服用期間

内科		
デパス錠 0.5mg	1回1錠	1日1回 寝る前
タケプロン OD錠 30mg	1回1錠	1日1回 寝る前
バイアスピリン錠 100mg	1回1錠	1日1回 朝食後
ディオバン OD錠 160mg	1回1錠	1日1回 朝食後
ヘルベッサーR カプセル 100mg	1回1C	1日1回 朝食後
ユリノーム錠 25mg	1回1錠	1日1回 朝食後
アレロック OD錠 5mg	1回1錠	1日2回 朝夕食後
セディール錠 10mg	1回1錠	1日2回 朝夕食後
アスベリン錠 20mg	1回1錠	1日3回 毎食後
ムコダイン錠 250mg	1回2錠	1日3回 毎食後
シングレア錠 10mg	1回1錠	1日1回 夕食後
ユニフィル LA錠 400mg	1回1錠	1日1回 夕食後
フェロミア錠 50mg	1回1錠	1日1回 夕食後
フルタイド 200 ディスカス	1回1吸入	1日2回
フランドルテープ 40mg	1回1枚	1日1回
メプチンクリックヘラー	1回1吸入	発作時

- 2013年9月〜現在まで

他科からの処方薬

耳鼻科		
ノイチーム錠 90mg	1回1錠	1日2回 朝夕食後 （※2016年3月末薬価削除）
フルナーゼ点鼻液 50μg	1回1噴霧	1日2回

受診・服用開始の経緯　若い頃から喘息の既往あり，入退院を繰り返していた。
服薬状況・患者背景　介入開始時点では，内服薬はPTPシートで患者本人が管理しており，吸入薬ともにアドヒアランスは極めて不良で残薬は多数。薬識と病識は乏しかった。
特別な医療の状況　なし。
患者の生活状況　6〜7時頃に起床，21時頃に就寝。1日3回の食事を摂り，規則正しい生活を送る。喫煙，飲酒なし。便通は1〜2日に一度あり。新聞を読み，テレビを見ることが楽しみ。
患者の精神状況　精神状況良好。女学校卒業後定年退職するまで就労。自尊心が高いため，

妹の助言をあまり傾聴しない。また，喘息発作が起きそうになると不安になってしまう。一方で，『薬を飲んでいるからこそ，今の私がある』という考えあり。

患者の社会状況 80歳台の妹と2人暮らし。

薬剤師による介入の経緯 2013年7～8月に入退院が頻回となり，近隣の中核病院の地域連携室より訪問薬剤管理指導の相談・依頼があり介入開始となる。

共同指導への参加状況 介入開始後2013年10月～11月にかけて，本人医師同意のもと内科外来の受診に2度同席。

経過観察，薬剤師の関わり 2013年9月末より介入開始。当初は，週に1度訪問薬剤管理を実施し，その後は2週間に1度の定期的な訪問薬剤管理指導を実施している。

医療・介護チームなどからの情報

患者・家族の訴え，療養に関する意向 （本人）住み慣れた自宅で入院せず過ごしたい。（家族）発作を起こすことなく自宅で過ごしてほしい。

医師からの情報 患者本人はメプチンクリックヘラーを使用すると呼吸が楽になるため頻回に使用し，振戦がでることもあった。メプチンクリックヘラーへの執着心が強く，コントローラーの吸入薬使用がアドヒアランス不良。コントローラーは複数のデバイスの使用歴あり。内服状況は不明。

テオフィリン8.9μg/mL（トラフ値，2016年4月）。

ケアマネジャーからの情報 介護サービスの利用は特になし。身の回りのことは妹が介助。

薬学的視点からみた事例の問題点（目のつけどころ）

❶処方医には患者の服薬や残薬状況がうまく伝わっておらず，漫然処方の可能性。そのため残薬が多数あり，保存用プラ容器やジッパー付きビニール袋に入れて管理（図1）。

❷医師，患者・家族との情報共有が必要。

❸メプチンクリックヘラーの頻回使用（"発作どめ"への執着心が大きい，図2）と，吸入の手技に問題あり。発作の恐怖心から救急車を頻回に利用する。

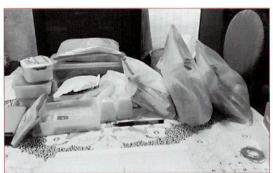

図1 患者自身による薬剤管理のようす

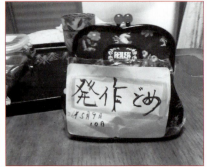

図2 メプチンクリックヘラーのみ，別に大切に管理していた

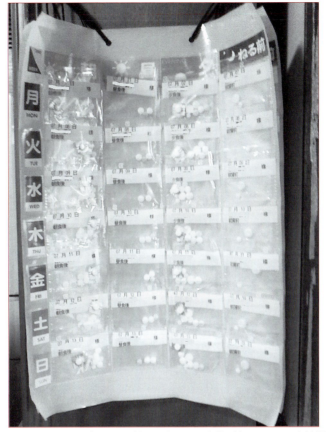

図3 お薬カレンダーによる管理に変更し、患者の妹にチェックを依頼

問題解決のためのアプローチ

1. 問題解決のための支援内容

(1) 残薬対策

使用時ごとに1包化し、お薬カレンダーで管理（図3）。
余った残薬を回収したところ、薬価相当で約13万円に上った。

(2) 患者・家族、医療者との問題意識の共有、病識・薬識の患者教育

服薬に関しては、患者だけでなく妹の協力を得る必要性を患者に理解してもらい、妹には服薬のチェックをしてもらう体制を構築した。

(3) 吸入剤の手技

ディスカストレーナー、クリックヘラー練習用ホイッスルで吸気量や手技を改めて確認した。

フルタイド200ディスカス1回1吸入、1日2回→アドエア500ディスカス1回1吸入、1日2回へ変更。

2. 結果（改善点）

患者本人は薬を指示どおり使用することで息苦しさが改善することを実感し、アドヒアランスが向上、メプチンクリックヘラーへの依存心はなくなる。また、発作への不安感から処方されていたセディール錠10mgも中止することができた。

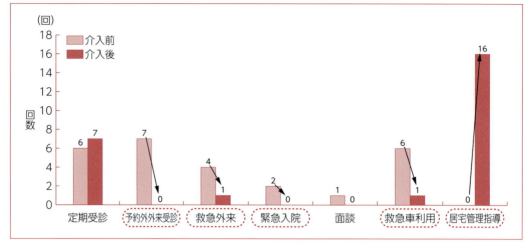

図4 介入前後の各回数の変化

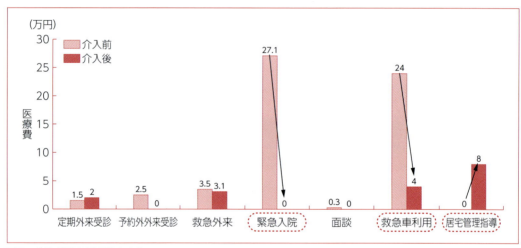

図5 介入前後の医療費の変化

　　服薬率はほぼ100％になり緊急入院が0回となる（図4）。また，予約外の受診も大幅に減少。介入前後の半年間の医療費を比較したところ，58.9万円から17.1万円になり，約41万円の削減となった（図5，6，診療介護報酬：1点1単位各10円，救急車出動費：1回4万円として算出。本人，処方元同意のもと，診療録，レセプト，居宅管理指導記録からの追跡調査〔調剤薬剤費は除く〕）。

3．今後の課題

　　加齢とともに理解力，認知力の低下の可能性があり，姉妹の薬の管理能力の低下への注意が必要。また，加齢による生理機能低下に伴うテオフィリン中毒を生じないよう，引き続き観察する。

　　訪問薬剤管理することでの中長期にわたる医療費の抑制効果の有無を引き続き検討する。

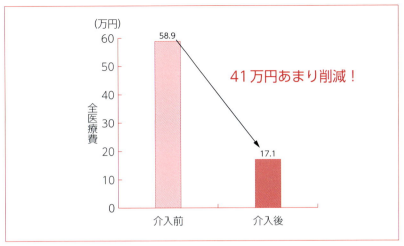

図6 介入前後の医療費全体の変化

考　察

　在宅で患者と家族に適切な吸入指導，服用薬の管理を行うことでQOLの向上，残薬の解消だけでなく入院，救急車使用にかかる医療費全体の削減効果もあった事例です。

　安全な薬物治療，医療費全体の削減のために薬剤師は『実際に薬が適切に使えるよう，最後まで責任をもって見届ける』といった踏み込んだ行動が求められると考えされれた事例でした。

岡田　和晃（セコム薬局杉並）

Dr.ハザマのコメント

　高齢者，喘息，多剤併用例。多くの薬剤師にとっても，比較的よく遭遇する「よくある事例」ではないかと思います。たくさんのお薬を調製して，代理の方にきちんと説明して，はい終わり，ということに少なからず抵抗感を覚えておられる方も多いのではないでしょうか。

　本事例では，在宅療養支援に赴いたときに，残薬の整理や服薬状況のチェック，服薬指導のみならず，いかにすれば，病識・薬識があがりコンプライアンスが良くなるかを，患者さんの生活環境，人柄や性格を踏まえて指導しています。また，このことによって，結果的に患者さんの状態がよくなっていることもご自身の目で確認され，次へのモチベーションにもなっているのだろうと思います。数字の上で評価をされていることも，他の職種や行政に訴えるためには非常に重要なことだと思います。

第1章 事例報告 在宅療養患者の問題点を解決する
1. 薬の服用に関する問題を解決する

5 多剤併用患者の処方提案の事例

症 例　86歳男性　要介護度1

診断名　高血圧，腹部大動脈瘤解離，胃炎，前立腺肥大，足白癬。
利用中のサービス
- 医療系サービス　訪問歯科診療，訪問歯科衛生指導，訪問薬剤管理指導。
- 介護系サービス　訪問介護。

介入時の処方内容

アスパラK 300mg 錠	1回1錠	1日1回 朝食後
バファリン 81mg 錠	1回1錠	1日1回 朝食後
カルブロック 16mg 錠	1回1錠	1日1回 夕食後
ラシックス 20mg 錠	1回1錠	1日1回 朝食後
コリネール CR 10mg 錠	1回1錠	1日1回 夕食後
ニトロール R 20mg カプセル	1回1C	1日2回 朝夕食後
グリノラート 50mg 錠	1回1錠	1日3回 毎食後
ニコランマート 5mg 錠	1回1錠	1日3回 毎食後
オパプロスモン 5mg 錠	1回1錠	1日3回 毎食後
グリチロン配合錠	1回1錠	1日3回 毎食後
プロヘパール配合錠	1回1錠	1日3回 毎食後
プロデカジン 10mg 錠	1回1錠	1日3回 毎食後
セルベックス 50mg カプセル	1回1C	1日3回 毎食後
マグミット 330mg 錠	1回1錠	1日3回 毎食後
タイメック配合内服液 30mL	1回1本	1日3回 毎食後

- 2012年8月〜2014年8月まで

他科からの処方薬

ハルスロー 0.2mg 錠	1回1錠	1日1回 寝る前
デトルシトール 4mg カプセル	1回1C	1日1回 寝る前

OTC薬

　　　ラミシール AT 液
- 2014年5月〜

受診・服用開始の経緯　自分で受診および薬の管理が困難になった。
服薬状況及び患者背景　日常生活はどうにか対応はできる状態だが，独居であり，娘とは不仲であり，頼れる親族が近隣にはいないため，ケアハウスへ前年入居。最近，お金の管理，薬などの管理ができなくなってきている。
特別な医療の状況　なし。
患者の生活状況　食事1日3回，毎朝快便，1日8時間睡眠。
患者の精神状況　穏やかな性格，他人に迷惑をかけることを嫌う。

社会状況 妻は他界，後娘とは不仲，前年に自宅を売却しケアハウスに入居。
薬剤師介入の経緯 ケアハウスのケアマネジャーより相談。「受診間隔と残薬数が合わない。きちんと服薬していないのでは？」という内容。
共同指導などへの参加状況 ケアハウスのためサービス担当者会議の開催はなく，直接医師，ケアマネ，介護スタッフに報告している。

医療・介護チームなどからの情報

患者・家族の訴え・療養に関する意向（本人）自宅を売却してケアハウスに入居したので，もう帰る場所がない。ここで最後まで生活を続けていきたい。（娘）家は手狭で父親を引き取ることはできないし，父とはできれば関わりたくない。

医師からの情報 認知機能は，ふだん話す相手がいないため徐々に落ちてきているが，現時点では，認知症ではない（軽度認知症の可能性あり）。

ケアマネジャーからの情報 家庭のこと，日常生活の不便さなど多くのことを話してもらえないので，問題をあまり把握できていない。逆に本人のニーズを聞き出してほしい。

薬学的視点からみた事例の問題点（目のつけどころ）

❶ケアマネジャーから指摘のあった，残薬の状況確認。
❷残薬発生の理由のひとつと考えられる服用薬剤数が多いことへの対策。医薬品の整理（重複投与，副作用，飲み合わせなど）と薬剤数の削減。
❸処方見直し後の薬物治療の効果確認とフォローアップ。
❹服薬を確実にするために，本人が自分で服用でき，服用確認が簡単にできる方法の検討。

問題解決のためのアプローチ

1．問題解決のための支援内容

(1) 残薬の状況確認

実際の服用状況を確認したところ，薬剤によって残薬に大きなばらつきがみられた。そこで7日分だけ残して回収し，1週間後に再訪して服用状況を確認したところ，半分以上の薬を飲んでいないことが判明した。

(2) 多剤併用対策

まず，病状を確認するため施設スタッフにバイタルサイン（体温，脈拍，血圧，SpO_2など）を毎日チェックして記載してもらい，訪問時に確認し，結果を医師に報告。

次いで，服用していない薬剤の必要性について，バイタルサインの値なども踏まえ検討を行ったところ，①表1に示した検査結果から，プロヘパールやグリチロンを服薬していないが肝機能の値は安定している，②セルベックスを服用していないが胃痛の訴えもない，③ニトロールR，ニコランマートをきちんと服用していないが動

表1　検査データの推移（異常値の判定のあったもののみ抜粋）

		12.08.13	12.08.28（介入開始時）	12.10.09	12.11.20	13.01.08
赤血球	10^4	311.0 L	314.0 L	343.0 L	339.0 L	359.0 L
血色素量	g/dL	10.5 L	10.5 L	11.1 L	10.9 L	11.5 L
ヘマトクリット	%	33.1 L	32.6 L	35.0 L	34.4 L	35.9 L
MCV	fL	106.0 H	104.0 H	102.0 H	102.0 H	100.0
MCHC	%	31.7 L	32.2	31.7 L	31.7 L	32.0
総蛋白	g/dL	6.6 L	6.3 L	6.9	6.9	7.6
LDH	U/L		207.0	251.0 H	232.0 H	243.0 H
γ-GTP	U/L	10 L	9 L	9 L	9 L	9 L
尿素窒素	mg/dL	21.2 H	11.7	10.6	10.8	11.4
eGFR	mL/min	59 L	63 L	74 L	68 L	58 L
カリウム	mEq/L	4.5	3.3 L	2.7 L	3.5	3.9

表2　見直し後の処方内容

アスパラ K 300mg 錠	1回1錠	1日1回	朝食後
バファリン 81mg 錠	1回1錠	1日1回	朝食後
ラシックス 20mg 錠	1回1錠	1日1回	朝食後
カルブロック 160mg 錠	1回1錠	1日1回	夕食後
プロテカジン 10mg 錠	1回1錠	1日3回	毎食後
マグミット 330mg 錠	1回1錠	1日3回	毎食後
ハルスロー 0.2mg 錠	1回1錠	1日1回	就寝前
タイメック配合内用液	1回10mL		胃痛時

悸，胸痛，息切れ，脈のみだれも特にないことが判明した。

　一方，医師に治療の優先順位を確認したところ，浮腫と血圧管理が一番の問題であるとの認識が得られたことから，薬剤の見直しを提案した。見直し後の処方内容は表2のとおり。

(3) 処方見直し後の薬物治療の効果確認とフォローアップ

　医師が治療の優先順位の上位に挙げた血圧管理について，大量の薬剤を削減したことによる影響も考え，特に注目して管理を行った。

　施設スタッフには，1日2回血圧測定を基本にして，血圧手帳に記載をしてもらうよう依頼。朝1回は必ず施設スタッフに測定していただき，そのほかは薬剤師が施設に薬を届けた際に測定するか，薬剤師が訪問しない日は施設スタッフに夕食後測定をお願いした。

　その結果，カルブロックを確実に服用するようになったせいか血圧が100/60mmHgと低い状態になったことから，いったんカルブロックを中止したところ140/110mmHgまで上昇するなど，コントロールが難しい状態だった。そこで，降圧薬の代わりに特定保健用食品のゴマ麦茶などを3カ月ほど飲用したが，改善はみられなかった。

　そこで降圧薬を再開することにしたが，カルブロックでは拡張期血圧が低すぎることが気になったので，オルメテックが有効ではないかと考え，カルブロック16mgをオルメテック20mgに変更するよう処方提案した。

　週に3～4回施設に行くので，毎回報告書を作成するのではなく，施設スタッフが毎日記入し医師との連絡に使用している「血圧手帳」に，薬剤師も気づいたことを記

載するようにし，医師への報告書の送付は2週間に1回程度とした。
(4) 確実に服用できるための工夫
　服用方法を簡素化し確認しやすい方法を考え，ハルスローを寝る前→夕食後服用に変更することですべての薬剤を食後服用に統一（朝5剤，昼2剤，夕4剤）。さらに一包化したうえで服薬カレンダーで1週間ずつ管理することにした。

2. 結果（改善点）
　血圧は110/70 mmHgで安定するようになった。また，1回最大16剤を服用していたのが5剤と1/3に減らし，一包化したことで服用確認もできるようになった。

3. 今後の課題
　今回の症例は，血圧コントロールも良い結果となったが，すべてが良い結果になるとは思えないし，患者本人，家族，医師，介護スタッフの協力なくしてはできないことと思います。まだまだ薬のコンプライアンスの悪い患者が多くおり，医療費を無駄にしている。そうなる前に薬剤師として，薬の適正使用に心がけるように，患者にアドバイスしていく必要がある。

考察

　今回は，多剤併用，コンプライアンス不良の患者様が薬剤師の協力で改善した例を報告しました。この症例をきっかけに，毎日患者のバイタルをチェックするようになり，患者の症状の軽微の変化に気をつけるようになりました。日々の体調には，改めて変化があることに気づかされました。
　今後のかかりつけ薬剤師とは，普段から患者，医師，医療および介護関連の方々と常に情報交換ができる人間関係の構築が必要だと思います。また，対物→対人へ，薬を通して患者が健康な生活が送れるように的確にアドバイスできる知識，技能，態度が求められていると思います。

中山　邦（シーエスグループ）

Dr. ハザマのコメント

　高齢，多剤併用，コンプライアンス不良というケースに，薬剤師がどのように関わるかが端的に現れています。残薬などを含めて患者の状況を確認したあと，医師と連携し処方薬の整理にも着手しています。本事例でも血圧測定などを行っていますが，それは，あくまでも調剤した薬剤の適正使用や医療安全を確保することが目的です。
　また，経過の観察や効果の確認については施設スタッフとも連携していますが，これは，薬物治療の効果を確認し，よりよい薬物治療を提供するなかで，自然発生的にみられる事象だと思います。チーム医療，多職種連携は，薬剤師が薬を出したあとも見始めることが，その第一歩になるのかも知れません。

第1章 事例報告 在宅療養患者の問題点を解決する

1. 薬の服用に関する問題を解決する

6 嚥下困難患者への調剤の工夫による改善事例

症例 80代女性　要介護度2

診断名　高血圧，アルツハイマー型認知症。

利用中のサービス　訪問診療，訪問看護，居宅療養管理指導，グループホーム入居。

介入時の処方内容

ブロプレス錠2mg	1回1錠	朝食後
アリセプト錠5mg	1回1錠	朝食後
アムロジン錠5mg	1回1錠	朝食後
セロクエル錠25mg	1回1錠	夕食後

・2014年5月～処方変更の2015年6月まで

他科からの処方薬，OTC薬，健康食品など　特になし。

受診・服用開始の経緯　アルツハイマー型認知症が進行し，転倒や徘徊があり，自宅での生活が困難となったため，グループホームに入居。それに伴い訪問診療，居宅療養管理指導開始となる。

患者背景，服薬状況　認知機能の衰えにより入居前は欠食があり，食後の薬の服用は毎日できていなかった。グループホーム入居し，薬の服用は介護ヘルパーにより毎回確認してもらい，問題なく服用できている。

特別な医療の状況　なし。

患者の生活状況　入居後食事は8割摂取，便通良好。睡眠は夜間せん妄が一時出たが，セロクエルの処方追加で消失し，今は安定している。

患者の精神状況　性格は穏やか。ある程度の意思疎通は可能であるが，アルツハイマー型認知症の進行に伴い，日中の活動量の低下，理解力の低下がみられる。

患者の社会状況　特記なし。

薬剤師による介入の経緯　グループホームに入居後，服薬は問題なくできていたが，しだいに食べ物がうまく飲み込めず，吐き出すなどの問題が出てきた。薬も錠剤を飲み込まず口から出してしまうことが多くなり，薬剤師に相談があった。

共同指導などへの参加状況　医師の訪問診療に同行し，診療前後のカンファレンスに参加，緊急時サービス担当者会議に参加。

経過説明，薬剤師の関わり　グループホームの介護スタッフから，服薬状況（錠剤を吐き出す）についての相談があり，まずは簡易懸濁法による服用を提案し，手技を指導した。これではじめのうちは飲めていたが，その後，お茶以外の飲み物を口に含んだらすぐに吐き出すようになったことが訪問時カンファレンス（図1）でわかった。

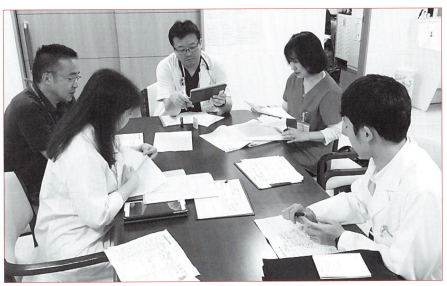

図1 グループホームでの訪問時カンファレンスのようす

医療・介護チームなどからの情報

患者・家族の訴え，療養に関する意向 患者は薬の服用を理解できず，意向の確認も不能。家族は，終末期も病院ではなく，できる限りホームで過ごしてもらうことを希望している。

医師からの情報 血液検査は異常なし，アルツハイマー型認知症の進行に伴い身体機能，嚥下機能の低下がみられる。

介護スタッフからの情報 食べ物を吐き出すようになったため，刻み食へ変更した。食事量はこれまでとは変わらず，体重の減少はない。水分は摂れている。

薬学的視点からみた事例の問題点（目のつけどころ）

❶簡易懸濁法による服用を試したが，それも吐き出してしまうので，服用方法のさらなる工夫が必要。
❷内服薬の粉砕が指示されたが，粉砕により安定性に問題のある薬剤が含まれている。

問題解決のためのアプローチ

1. 問題解決のための支援内容

患者は薬の服用意義が理解不能であり，食後の薬の服用は困難であった。しかし食欲はあり，食事は刻み・トロミの工夫で摂れているため，食事に混ぜても味があまり悪くならず，溶けやすい剤形へ変更を提案した。

【提案後の処方】
　　アリセプトドライシロップ1%　0.5g　1日1回　朝食後
　　アムロジピン内用ゼリー2.5mg　1g　1日1回　朝食後

セロクエル細粒50％　0.05g　1日1回　夕食後
　※プロプレス錠2mgは粉砕可能なため，変更なし。

2. 結　果

　患者はヨーグルトを好んで食べることがわかったので，ヨーグルトに薬剤を混ぜ込んだところ，全量摂取できるようになった。

3. 今後の課題

　嚥下機能の低下は進行していくと考えられる。また，食事量低下，体重減少も注意し，薬剤の投与量も再検討していく必要があると思われる。

考　察

　患者の嚥下機能低下に伴う内服薬の服用困難を，さまざまな工夫で解決していった事例です。簡易懸濁法で服用できなくなり，医師からは薬剤の粉砕指示があったものの，粉砕で安定性に問題のある薬剤があり，剤形変更を行いました。また，薬剤を患者の好む食事に混ぜて服用させたことで，確実な服用が可能となりました。

　認知症は，脳の萎縮が進むために記憶力だけでなく全身の機能が衰えていく進行性の疾患で，薬剤師として押さえておきたいのは，薬の服用が可能かという点です。手指の機能の衰えにより薬をPTPシートから取り出せないことや，嚥下機能の衰えにより薬を飲み込まずに出してしまう，飲み込むという行為自体を忘れてしまい，口の中にいつまでも錠剤をため込んでしまうといったことも在宅の場では時おり遭遇します。薬剤師は訪問時にそのことを念頭に置いて服薬状況を確認する必要があります。

　嚥下機能低下につながる疾患では，ほかにパーキンソン病，ALS（筋萎縮性側索硬化症），多系統萎縮症などがあり，入院時の絶食による退院後の廃用にも注意が必要です。

　食事中のムセや食べこぼしなどから嚥下障害を早期発見し，早い段階で食事形態の変更や剤形変更を提案できるようにしたいものです。

　なお，剤形変更にあたっては，『剤型・カプセル剤粉砕ハンドブック』（じほう）を参照しました。

小川　亮子（有限会社タカコーポレーション　十二所薬局）

Dr. ハザマのコメント

　薬剤師の専門性のひとつが製剤学であり，チーム医療における薬剤師の存在意義は，その知識に基づくさまざまな判断を下せることだと考えています。本事例では，服薬がうまくできない患者さんに対して，粉砕による安定性の問題にも留意しながら，簡易懸濁も視野に入れた指導が行われています。

　さらには，患者さんの状態をよく見て，さまざまな剤形の選択とともに，ヨーグルトでの服用という方法にたどり着いています。

　医師や看護師，介護スタッフからすれば，非常に心強いと感じられていることでしょう。ぜひ，薬剤師の専門性を活かしたチーム医療における立ち位置を確立していっていただきたいと思います。

第1章 事例報告 在宅療養患者の問題点を解決する
1. 薬の服用に関する問題を解決する

7 服薬に支障をきたしていた視覚障害患者への対応事例

症例 70代女性　要介護度3

診断名　慢性腎不全からの透析，網膜色素変性症，緑内障。
利用中のサービス　訪問薬剤管理指導，訪問介護。
介入時の処方内容・当該処方薬の服用期間

透析クリニック		
ポララミン錠 2mg	1回1錠	1日2回 朝食後・眠前
レグパラ錠 25mg	1回2錠	1日1回 夕食後
ブロプレス錠 12mg	1回1錠	1日1回 夕食後
カルタン錠 500mg	1回2錠	1日3回 毎食時中
カリクレイン錠 10単位	1回1錠	1日3回 毎食後
ザンタック錠 75mg	1回1錠	1日1回 眠前
ケイキサレートDS（3.27g/包）	1回2包	1日1回 朝食後
ハルシオン 0.125mg	1回1錠	1日1回 眠前
アダラートCR 20mg（透析日）	1回2錠	1日1回 夕食後
アダラートCR 20mg（非透析日）	1回2錠	1日2回 朝夕食後
フォスブロック錠 250mg	1回4錠	1日3回 毎食直前

- 2014年6月〜現在

他科からの処方薬

眼科		
アダプチノール錠 5mg	1回1錠	1日2回 朝夕食後
エイゾプト点眼	1回1滴	1日3回 両眼
ヒアレイン点眼 0.1%	1回1滴	適宜点眼

- 2014年6月〜現在

受診・服用開始の経緯　2000年頃より尿蛋白がみられ，2003年より大学病院にて経過観察となる。2005年5月に左前腕シャント手術。2005年10月 BUN：100.1mg/dL，SCr：9.32mg/mL となり透析開始となる。2013年頃までは視力あるがその頃より急速に視力の低下，視野狭窄が進行。

患者背景，服薬状況　視力はほぼなく色や形，文字がぼんやりとわかる程度。光は眩しく感じてしまう。介入時は1包化薬とPTPシートが混在し，管理方法に工夫はなく，服薬状況は極めて不良であった。
　視覚が不自由なため触覚と聴覚に頼る。目薬はキャップの形で識別。

特別な医療の状況　血液透析（火・木・土曜日）。
患者の生活状況　7時頃に起床。20〜22時頃に就寝。喫煙，飲酒なし。食事は1日2回のことが多い。便通は1〜2日に一度あり。
患者の精神状況　精神状況良好。安定している。人に感謝する気持ちを大切にしている。自

分でできることは人に迷惑をかけることなく，極力自分で行いたいという考えあり。
患者の社会状況 独居。夫は他界。親族は別居の長男のみ。2015年1月～生活保護を受給。
薬剤師による介入の経緯 ケアマネジャーより，視力がほぼなく薬の管理が困難で薬が大量に余っている，と相談を受けたことがきっかけで訪問薬剤管理が開始となる。
共同指導などへの参加状況 初回訪問時に患者宅でサービス担当者会議を実施。
経過説明，薬剤師の関わり 2014年6月より当薬局で介入開始。週に1度の訪問薬剤管理指導を実施。

医療・介護チームなどからの情報

患者・家族の訴え，療養に関する意向 （本人）できる限り自宅で過ごし，趣味のカラオケを楽しみたい。（別居の長男）本人の意思を尊重したい。

医師からの情報
透析前採血データ
2014年5月（介入前） Na：138 mEq/L，K：4.6 mEq/L，Ca：9.8 mEq/L，
 P：4.2 mEq/L
2014年8月（介入後） Na：139 mEq/L，K：4.9 mEq/L，Ca：8.5 mEq/L，
 P：4.5 mEq/L
2016年2月（現在） Na：140 mEq/L，K：4.4 mEq/L，Ca：8.3 mEq/L，
 P：4.5 mEq/L

ケアマネジャーからの情報 ケアプラン表，週間サービス計画書にて情報取得。

薬学的視点からみた事例の問題点（目のつけどころ）

❶ 多数の残薬。要因として透析日，非透析日で処方が異なることへの認識が曖昧。また，ライフサイクル（食事）と服薬時点の不一致もアドヒアランス不良につながっている。そのためか，収縮期血圧が200 mmHg以上～90 mmHg以下と不安定。
❷ 視覚障害もアドヒアランス不良に影響しているため，調剤への工夫が必要。
❸ 主治医はこれまで服薬状況良好と認識しており，一方で効果がないため過剰に処方している可能性あり。

問題解決のためのアプローチ

1. 問題解決のための支援内容

(1) 残薬と過剰処方への対策

初回訪問時に残薬を回収（図1）し，直近の処方薬の半数以上の薬が残っていることを主治医に報告。
その後，訪問薬剤管理開始に伴い服薬状況が改善する見込みがあることから，処方医には薬効が過剰となる可能性を伝えるとともに，ライフサイクルに合わせた用法を主治医に提案。投与量を減らしつつ可能な限り1包化を実施し，患者の服薬率を当初の50％以下から100％に引き上げることを目指した。具体的には，同じ服用時点で一

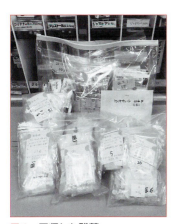
図1 回収した残薬

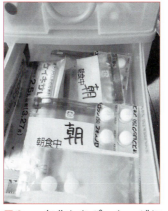
図2 一包化したパッケージにPTPシートをとめる

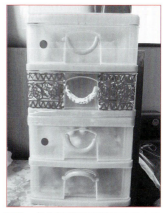
図3 色や触覚で区別できるよう工夫した薬ケース

表1 介入前と介入後の処方内容の変化

	介入前	介入後
ポララミン	1回1錠 1日2回 朝食後・眠前	1回1錠 1日2回 朝夕食後
レグパラ	1回2錠 1日1回 夕食後	1回1錠 1日1回 夕食後
ブロプレス	1回1錠 1日1回 夕食後	1回1錠 1日1回 夕食後
カルタン	1回2錠 1日3回 毎食時中	1回2錠 1日2回 朝夕食時中
カリクレイン	1回1錠 1日3回 毎食後	1回1錠 1日2回 朝夕食後
ザンタック	1回1錠 1日1回 眠前	1回1錠 1日1回 夕食後
ケイキサレート	1回2包 1日1回 朝食後	1回1包 1日1回 朝食後
ハルシオン	1回1錠 1日1回 眠前	1回1錠 不眠時
アダラートCR（透析日）	1回2錠 1日1回 夕食後	1回1錠 1日1回 夕食後
アダラートCR（非透析日）	1回2錠 1日2回 朝夕食後	1回1錠 1日2回 朝夕食後
フォスブロック	1回4錠 1日3回 毎食直前	1回4錠 1日2回 朝夕食事中

包化し，一包化できないものはPTPシートを金属針ではないホッチキス・テープを用いてヒートシールに止めた（図2）。

また，週に1度訪問し服薬状況を確認し，主治医に状況を報告した。

(2) 薬剤の識別に向けた支援

視覚による薬剤の識別手段が限られるため，指の触覚で識別できるよう，丸印シールやレースシール，色分けにより用法や透析日を区別し，オリジナルの薬ケース（図3）を作り，薬の管理方法を改善。

2. 結果（改善点）

薬の管理方法を改善することで，服薬率は50％以下から80〜90％前後に改善。過剰投薬とならないよう医師と協議しながら用法・用量を整理し，処方を表1のとおり変更した（3カ月後の処方内容）。

これにより処方薬数は減ったが，検査数値は変わらず推移しており，不安定だった血圧は改善傾向がみられた。状態の改善とともに処方内容は随時見直され，現在の処方内容は表2のとおりである。

なお，介入時に回収した約6万円分の残薬は，新たにこの患者に使用することができた。

表2 現在の処方内容

ポララミン錠 2mg	1回1錠	1日2回 朝夕食後
レグパラ錠 25mg	1回1錠	1日1回 夕食後
コニール錠 2mg	1回1錠	1日1回 朝食後（非透析日）
アーチスト錠 1.25mg	1回1錠	1日1回 朝食後（非透析日）
カルタン錠 500mg	1回3錠	1日2回 朝夕食時中
ホスレノール顆粒分包 500mg	1回1包	1日2回 朝夕食時中
ホスレノール顆粒分包 250mg	1回1包	1日2回 朝夕食時中
カリクレイン錠 10単位	1回1錠	1日2回 朝夕食後
ザンタック錠 75mg	1回1錠	1日1回 夕食後
ケイキサレートDS（3.27g/包）	1回1包	1日1回 朝食後
ハルシオン錠 0.125mg	1回1錠	不眠時

3. 今後の課題

疲労時や時間がないときなど，「服薬できなくても問題ない」という考えが患者本人にあるため，100％の服薬率には至っていない。服薬に対する意識改革や，介護職と連携し服薬確認の実施がさらに必要と考えられる。

また，視力が弱いことが服薬状況に影響していないか引き続き確認するとともに，より使用感の良いケースや識別方法の検討も必要と考えられる。

今回は触れなかったが，今後は服薬管理だけではなく多職種連携を通じた栄養管理への関与が課題である。

考察

ライフスタイルを把握し，個別最適な管理方法を検討することで，大幅に服薬状況が改善され，一方で不要な処方を削減できたと考えられる事例です。また，残薬の利用，服薬状況が改善されたことで，医療費の節減にも寄与できたと考えられます。

薬局の窓口で処方薬を渡すだけでは個別的な介入はできませんが，患者の在宅での服薬状況を把握することは，薬物療法を成功させるうえで必要不可欠と考えます。

岡田　和晃（セコム薬局杉並）

Dr. ハザマのコメント

独居，高齢の透析患者で，網膜色素変性症のため視力がほぼないという患者さんへの在宅療養支援の取り組みです。本文でも述べられていますが，もし，薬局店頭のみでの関わりであれば，今回のような処方の変化はなかったことも大いに考えられます。

医師は，やはり，病状の診断と体調が大きく変化したときの対応に専門性がありますが，処方した薬剤のコンプライアンスや服用状況までをきめ細かく診ることが得意というわけではありません。薬剤師がきちんと投与後の状況をフォローし指導をすることで，服薬コンプライアンスが向上し，残薬が減少し，多剤併用も回避され，患者の状態も改善するということを実感した医師は，きっと別の患者さんでも同様の取り組みをしたいと考えるでしょう。

第1章 事例報告 在宅療養患者の問題点を解決する
1. 薬の服用に関する問題を解決する

8 薬の取り出しに支障をきたしていた患者への対応事例

症例 80代男性　要介護度2　障害者1級

診断名　うっ血性心不全，陳旧性心筋梗塞，僧帽弁人口置換術，変形膝関節症，便秘症，不眠症。

利用中のサービス
　　医療系サービス　訪問診療，訪問看護，居宅療養管理指導。
　　介護系サービス　訪問介護，通所介護。

介入時の処方内容・当該処方薬の服用期間

ニューロタン錠 25mg	1回1錠	1日2回 朝夕食後
アーチスト錠 1.25mg	1回1錠	1日2回 朝夕食後
ワーファリン錠 1mg	1回1錠	1日1回 夕食後
ラベプラゾールNa塩錠 10mg	1日1錠	1日1回 夕食後
アモバン錠 10	1回1錠	1日1回 就寝前
バファリン配合錠A81	1回1錠	1日1回 朝食後
アテレック錠 10	1回1錠	1日1回 朝食後
フロセミド錠 40mg	1回1錠	1日1回 朝食後
アロプリノール錠 100mg	1回1錠	1日1回 朝食後
サムスカ錠 7.5mg	1回1錠	1日1回 朝食後
ウルソ錠 100mg	1回2錠	1日3回 毎食後
アーガメイト 20%ゼリー 25g	1回1個	1日1回 夕食後
大建中湯エキス顆粒	1回2.5g	1日3回 毎食後
センノサイド錠 12mg	1回2錠	1日1回 就寝前
ラキソベロン内用液	1回5〜15滴	適宜服用
新レシカルボン坐剤	1回1個	適宜使用

他科からの処方薬，OTC薬，健康食品などの内容・使用期間　他科受診なし・併用薬なし，サプリメントを含め健康食品の摂取なし。

受診・服用開始の経緯　2013年12月心不全にて入院・加療，2014年1月から自宅療養開始。

患者背景，服薬状況　本人の強い希望で薬の管理は自身で行っているが，種類が多く混乱気味。

特別な医療の状況　在宅酸素療法・モニター測定（血圧・心拍・酸素飽和度・尿量）。

患者の生活状況　生活のリズムは比較的規則正しい。食欲は年齢相応にあり3食摂取。排便は2〜3日に一度程度（各種下剤使用下）。喫煙・飲酒なし。

患者の精神状況　性格は頑固，几帳面，自分のことは自分のペースで行うタイプ。

患者の社会状況　家族：長男夫婦および孫（男1人）と同居，長男との折り合いが悪い。食事の準備は長男の嫁が行っている。持家，自宅1階和室にて療養中。年金（身障者1級の手帳が交付されている）。

薬剤師による介入の経緯 主治医から薬剤管理指導の指示があり訪問開始。
共同指導等への参加状況 不参加（参加要請の連絡なし）
経過説明，薬剤師の関わり 服薬に関し自己判断による服用や服用忘れがみられ，またベッド脇に薬剤が落ちているなど服薬コンプライアンスは不良であった。残薬の管理・整理が全く行われていなかった。

医療・介護チームなどからの情報

患者・家族の訴え，療養に関する意向 （患者）自分でできることは自分で行いたいと考えており，自宅療養を希望。（家族）施設への入所を希望。

医師からの情報 2003年，急性心筋梗塞にて僧帽弁形成術，1カ月後人工弁置換術施行。2009年頃から右変形膝関節症および左肘関節症。2010年から在宅酸素療法導入。2013年12月〜翌年1月まで急性心不全で入院。退院後訪問診療開始。

ケアマネジャーからの情報 患者と家族（特に長男）との折り合いが悪い。家族のいうことにほとんど耳を傾けない頑固なところがある。月1回の訪問診療および訪問看護に加え，週2回通所介護が行われている。服薬コンプライアンス不良。

薬学的視点からみた事例の問題点（目のつけどころ）

❶服薬コンプライアンス不良の要因分析。
❷残薬確認・整理・次回処方への反映。
❸便秘薬および睡眠薬の過量服用の可能性。

問題解決のためのアプローチ

1. 問題解決のための支援内容

(1) 服薬コンプライアンス不良の要因
　一包化薬の開封がスムーズにできていなかったため，被包を片手で開封できる開封器を試作し（図1），ベッド脇のテーブルにセットした。

(2) 残薬確認・整理・次回処方への反映
　居宅療養管理指導のタイミングを検討し，訪問診療日の翌日だったものを処方期間の中間点にすることで，直近の患者に関する情報が得られるようになり，残薬確認・次回処方への反映が可能となった。

(3) 過量服用の未然防止
　便秘薬および睡眠薬の薬効発現・効果持続時間などに関する指導を患者に行うとともに，医師へ処方の整理と一部中止を提案した。

2. 結果（改善点）

　上記の支援により，服薬コンプライアンスが改善したほか，残薬が解消した。便秘薬と睡眠薬については過量服用が防止できた。

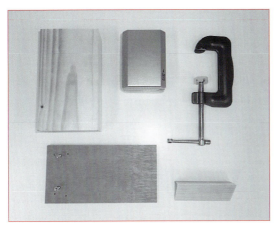

図1 開封器の部材

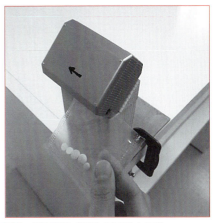

図2 開封器を使用しているところ

3. 今後の課題

服薬コンプライアンスの維持のため,引き続き介入していく。

考　察

お薬カレンダーを設置し一包化薬を服用時点ごとにセットしたほか,被包を片手で開封できる開封器の設置により,服薬時のストレスが改善され,コンプライアンスが向上したと考えられます。この開封器は脳梗塞などにより上肢が不自由な患者に対しても有効と考えています。

吉田　洋（やまと薬局三和店）

Dr. ハザマのコメント

　薬剤師が変わらなくてはいけない,という風潮が強くなっていったときに,在宅での活躍や,バイタルサインの活用といったことが頭に思い浮かぶと,なかなか第一歩が出づらいことが多いように思います。常々申し上げていることですが,大切なのは,薬を調剤してお渡ししたあと,それがその患者さんの状態をきちんと良い状態に保つことに役立っているか,そして,副作用が出ていないかをフォローすることです。そのためにも,服薬コンプライアンスを保つことは,吸収・分布・代謝・排泄という過程を経る薬剤のあり方を考えるうえでは極めて重要です。

　本事例では,患者さんの状態を見て,分包のまま服薬できるだろうかという疑問をきっかけに,渡した後のフォローアップをし,開封支援の策を提案していますが,小さいけれども,薬剤師が変わるための意義ある第一歩だと思います。

　最初から,大上段に振りかぶらずに,このようなちょっとしたところから,介入していくことがよいと思います。

第1章 事例報告 在宅療養患者の問題点を解決する
1. 薬の服用に関する問題を解決する

9 薬剤の過量服用の可能性を防いだ事例

> **症例** 70代女性　要介護度1

診断名　パーキンソン病，高血圧症，脂質異常症。

利用中のサービス　居宅療養管理指導（週1回），訪問看護（週2回），通所リハビリテーション（週1回），訪問介護（週2回）。

介入時の処方内容・当該処方薬の服用期間　総合病院神経内科　外来通院

マドパー配合錠	5時1錠，7時30分（朝食後）1錠，10時1錠，13時（昼食後）1錠，15時0.5錠，17時0.5錠，19時（夕食後）1錠
デパス錠0.5 mg	朝食後0.5錠，昼食後0.5錠，夕食後0.5錠，就寝前0.5錠
トレリーフ錠25 mg	1回1錠　　1日1回　夕食後
マグラックス錠500 mg	1回2錠　　1日2回　朝食後・就寝前
ニュープロパッチ9 mg	1回1枚　　1日1回　就寝前

- 2015年5月〜2015年9月（介入期間5カ月間）

他科からの処方薬　内科医院　外来通院

アムロジピン錠2.5 mg	1回1錠	1日1回	朝食後
シンバスタチン錠5 mg	1回1錠	1日1回	夕食後

患者背景，服薬状況　ひとり暮らしであったが，認知機能の低下はなく，自分で薬を管理し飲み忘れなく服用していた。パーキンソン病の治療期間が長くなるにつれ，wearing-off現象が強くなり，L-ドパ製剤の服用量・服用回数が増えた。パッチ製剤など併用薬剤も追加となっている。

特別な医療の状況　なし。

患者の生活状況　食事摂取は良好。便秘はマグラックス錠の定時服用にて良好（軟便時は自己判断にて減量）。睡眠中のwearing-off症状による幻聴（自分1人しかいないのに物音がする）により眠れないときがある。

患者の精神状況　性格は温厚で几帳面。クラシック音楽，カラオケなど多趣味。

患者の社会状況　ひとりでは通院困難なため，受診は訪問ヘルパーが付き添ったり，遠方に住んでいる娘が新幹線で帰省して対応していた。

薬剤師による介入の経緯　介入前は薬局にて投薬と服薬説明をしていたが，1日の服用回数が増え内服薬の管理が煩雑になってきたため，訪問看護師から介入要請があった。

共同指導などへの参加状況　薬剤の再評価のために短期入院した際に，退院時カンファレンスに参加した。

医療・介護チームなどからの情報

患者・家族の訴え，療養に関する意向（患者）介護施設に入るより，今のまま自立して生活したい。薬が効いているときは普通の日常生活が送れるが，offのときの症状がつらい。息苦しさがだんだん強くなり，イスに座って肩で息をして，2時間くらいまったく動けない。それが1日のうち午前中と午後～夕方の2回くらいある。苦しいときにマドパーを早めに飲んだり，もっと薬を増やしたりしてはだめか。（家族）本人は今の家で長く生活してきたので，近隣に友人も多い。介護施設に入れるのではなく，できる限り今の家で生活させてあげたい。

訪問看護師からの情報　徐々に強くなる息苦しさから不安になり，1週間で数回，訪問看護師の緊急連絡先に連絡がある。そのたびに電話で状況を確認し，緊急訪問している。もう少し薬の調整が必要ではないか。

薬学的視点からみた事例の問題点（目のつけどころ）

❶ 1日の中で薬の服用回数が多く，飲み忘れや飲み間違いがあった場合に，薬効が十分発揮されていない可能性。
❷ wearing-off症状の苦しさから服用時間前に定時薬を服用したり，残薬を服用したりして過量服用の危険性がある。

問題解決のためのアプローチ

1. 問題解決のための支援内容

(1) L-ドパ製剤の正しい服用がされていない可能性

　　薬物治療の中心であるL-ドパ製剤が正確に服用されていないと，薬効・副作用の評価が十分できない。そのため，服用時点に合わせて7つに仕切られたプラスチックケースを1日1個用いて内服薬を管理した。L-ドパ製剤は1回服用分ごとに分包して薬剤名・日付・曜日・服用時間を記載し，吸湿しないように小さなチャックつき袋に入れてケースにセットした（図1）。また，A4用紙1枚に「服薬管理表」を作成し，本人が時間と内服薬を確認できるようにした（図2）。

　　また，L-ドパ製剤の服用について，本人に再度次のとおり説明した。『服用時間前に次に飲む薬を服用すると，次の服用間隔が延びてしまい，結果としてoff時間が長くなったり1日の服用回数が多くなってしまいます。L-ドパ製剤を一度に多量に服用すると，ジスキネジアなどの副作用も起こりやすくなります。「調子が悪いときは飲む」や「調子が良いときは飲まない」のではなく，時間どおりに正しく服用するようにしていきましょう』。

(2) wearing-off時の対策の指導

　　wearing-off時の症状を詳しく聞き，薬だけに頼らない対応策を本人と話しあった。①レンジでホットタオルを作り口に当てる，②ゆっくり大きく息をし，深呼吸して気分を落ち着かせる，③点鼻薬を使用する，④メトロノームの音を数えたり音楽を流す，⑤コップに水を入れ，ストローで息を吹き込む，など。

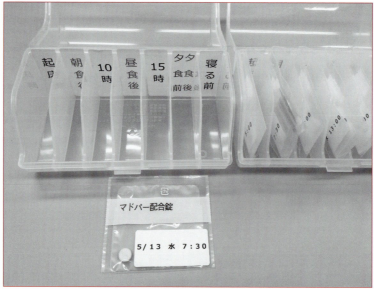

図1 毎日の服薬時点ごとに分けたプラスチックケースで整理する

お薬 一覧表

	起床時 5:00	朝食後 7:30	午前10時 10:00	昼食後 13:00	午後3時 15:00	夕食前 17:00	夕食後 19:00	寝る前
マドパー配合錠 (パーキンソン病の治療薬)	1	1	1	1	0.5	0.5	1	
デパス錠 0.5mg		0.5		0.5			0.5	0.5
トレリーフ錠 25mg (パーキンソン病の治療薬)							2	
マグラックス錠 500mg (便を柔らかくします)		○						○
ニュープロパッチ 9mg (パーキンソン病の治療薬)								○
【○○医院の薬】 アムロジピン錠 2.5mg 「日医工」 (血圧のお薬)		○						
【○○医院の薬】 シンバスタチン錠 5mg 「NikP」 (コレステロールのお薬)							○	

図2 患者が服薬を自己管理できるよう作成した「服薬管理表」

2. 結果（改善点）

　服用薬剤や服用時点が複雑だったが，飲み忘れや飲み間違いはなく服薬を継続できた。

　wearing-off 症状をなくすことはできなかったが，対応策を順番に試していくことで，ある程度コントロールが可能となり，L-ドパ製剤の増量もなく治療を継続できた。

　その後，遠方に住む娘と同居するために引っ越したため，介入終了となった。

3. 今後の課題

　今回は病状が進行して内服薬の管理が煩雑になり，訪問看護師から依頼を受けてから在宅訪問を開始した。今後，より早い時点で患者の服薬の問題に気づき，早期に在宅訪問を開始することができれば，患者の不安や訪問看護師の負担を軽減できるのではないかと思われる。

考　察

　後から考えてみると，薬局で薬を渡していた頃は，wearing-off 症状のつらさや本人の不安な気持ちをまったく理解できていませんでした。ご自宅に訪問し，ご本人の趣味や嗜好品，部屋にあるものを見て考えながら，薬だけに頼らない症状への対応の仕方を検討できたことは，在宅訪問の成果だと考えています。

飯山　教好（レモン薬局　住吉店）

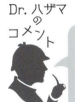

> 　パーキンソン病の患者さんは，薬剤の調整が容易でないことが多いわけです。今回は，さまざまな服薬支援のなかで，薬剤師が介入することの意義や重要性について実感していく様子がよくわかります。完全に薬物治療のコントロールがうまくいったわけではなく，最終的には，転居ということで薬剤師の介入が終了していますが，最後に書かれているように，店頭でお薬をお渡ししているだけでは考えもせず，気づかなかったことに気づいたことは，きっと，この事例以後の患者さんへの対応が変わっていくことにつながると思います。目の前の1例が，ターニングポイントになることがあるという典型的な事例だと思います。

第1章 事例報告 在宅療養患者の問題点を解決する
1. 薬の服用に関する問題を解決する

10 胃瘻患者への誤った投薬方法を改善した事例

症例 60代男性　要介護度5

診断名　誤嚥性肺炎（胸水貯留），脳梗塞，糖尿病，高血圧，慢性心不全，心房細動，慢性腎機能障害，排尿障害，肝機能障害，肺腫瘍疑いあり。

利用中のサービス　訪問診療，訪問薬剤管理指導，訪問看護。

介入時の処方内容・当該処方薬の服用期間

グリミクロン錠 40mg	1回1錠	1日2回 朝・夕食後
アスピリン原末	1回0.1g	1日1回 朝食後
ランソプラゾール OD 錠 15mg	1回1錠	1日1回 朝食後
ラシックス錠 40mg	1回1錠	1日1回 朝食後
メインテート錠 2.5mg	1回2錠	1日1回 朝食後
マグミット錠 330mg	1回2錠	1日3回 毎食後
ウルソ錠 100mg	1回1錠	1日3回 毎食後
トラゼンタ錠 5mg	1回1錠	1日1回 昼食後
フロセミド錠 20mg	1回1錠	1日1回 夕食後
ハルナールD錠 0.2mg	1回1錠	1日1回 夕食後
プリンペランシロップ 0.1%	1回10mL	1日2回 朝夕食後
エルネオパ2号輸液	1000mL	1日1回 ポートより点滴
ビーフリード輸液	500mL	1日1回 ポートより点滴

錠剤はすべて粉砕指示。ほかに，特定医療材料支給あり。
・2014年10月〜介入時 2014年12月まで

他科からの処方薬，OTC薬，健康食品等の内容・使用期間　なし。

受診・服用開始の経緯　誤嚥性肺炎の発熱と高血糖で入院し，加療・投薬を経て上記の処方に落ち着き継続。

患者背景，服薬状況　もともと心房細動，脳梗塞で寝たきりとなり，嚥下障害あり。よく誤嚥性肺炎を起こしていたため胃瘻造設し，そこから栄養投与していたが，それでも胃酸が逆流し肺炎を起こして入院。高血糖状態も続いており上記処方となった。入院中，経管栄養を試みるも再び胃酸逆流による肺炎を併発，下痢も起こしたため，胃瘻からは投薬のみとし，中心静脈栄養に切り替えた。

特別な医療の状況　中心静脈栄養，胃瘻。

患者の生活状況　寝たきり，排泄もオムツで対応。発語が難しく会話も不可。日中は訪問看護のサービス利用で，リハビリもしてもらっている。夜は妻が2時間おきに体位変換，オムツの交換もしている。

患者の精神状況　会話ができないのではっきりとはわからないが，妻が表情や声で思いをくみとっている。

患者の社会状況　妻と2人生活。寝たきりのため社会との関わりはない。

薬剤師による介入の経緯　入院前は院内処方だったが，退院後は中心静脈栄養が必要となっ

ため，薬局より届けてもらえないかと医師より依頼があった。また入院した病院では薬をすべて粉砕していて，胃瘻からの投薬でチューブを詰まらせているとのことで，投薬の方法を検討する必要があった。

共同指導などへの参加状況 なし。

医療・介護チームなどからの情報

患者・家族の訴え，療養に関する意向 患者本人の意思の疎通ができないため，患者意向の確認は不可能。（妻）できる限り自宅で自分自身が介護したいと思っている。

医師からの情報 退院時の処方をそのまま継続していく。血糖値が安定しない。病院では薬はすべて粉砕していたようなので，薬局でも対応してもらえるのか？ 薬を注入するとチューブがよく詰まって入れにくいと患者の妻より聞いているので，相談にのってほしい。

ケアマネジャーからの情報 輸液の管理（バッグやチューブの交換など）はきちんと行えていて，問題なし。今までと異なる薬剤の投与方法を患者の妻によく伝えてほしい。

薬学的視点からみた事例の問題点（目のつけどころ）

❶ 病院では錠剤を粉砕していて，胃瘻からの投薬時チューブを詰まらせており，医師の処方意図どおりに服薬できていない。
❷ 水に溶けにくい原末も処方されており，胃瘻に適した投与設計がなされていない。
❸ 粉砕した薬を一包にしており，副作用や体調の変化で処方が途中で変更される際に，変更不要の薬まで廃棄される。
❹ 粉砕することにより薬の安定性が損なわれるおそれがある。

問題解決のためのアプローチ

1．問題解決のための支援内容

(1) 粉砕した薬剤がチューブを詰まらせる問題

簡易懸濁法で投与するべきではないかと考えた。筆者は簡易懸濁法研究会に参加しており，同研究会員の「簡易懸濁可否情報共有システム」を用いて，①簡易懸濁が可能であるか，②通過させることができるチューブの径の大きさはどれくらいか，③簡易懸濁できない薬の代替はないか，④粉砕すべきか――を検討した。『内服薬経管投与ハンドブック第3版』が刊行され，掲載品目が増えたので，現在は同書籍でも検索は可能と思われる。医師に報告した検討内容は図1のとおり。

(2) 胃瘻に適した処方への提案

医師に検討内容を伝え，処方変更の了解を得た。変更後の処方は表1のとおり。これにより，粉砕せず簡易懸濁可能な薬で投与できるようになった。

簡易懸濁法はシートのままで投薬できるメリットもあるが，本事例では投与する薬が多いこともあり，投与時点を間違えないよう一包にし，投与時点ごとに遮光袋に入れてお渡しすることとした。

報告書

□□先生御侍史

　○○様処方薬簡易懸濁可否をお伝えします。

薬品名	懸濁可否（崩壊時間）	通る径	粉砕可否	備考
グリミクロン（40）	OK（5分）	8 Fr.	条件付可（均一性悪い）	ジェネリックでは登録なし
アスピリン原末	登録なし	—	（水に溶けにくい）	
→代替薬　バファリン配合錠A81	OK（5分）	8 Fr.	不可（湿度・分解促進）	バイアスピリンは腸溶錠のため懸濁，粉砕共に不可
ランソプラゾールOD（15）「サワイ」	OK（5分）	8 Fr.	ODのため必要なし	「テバ」，「トーワ」もOK 「トーワ」は粉砕不可（腸溶錠のため）
ラシックス（40）	OK（5分）	8 Fr.	条件付可（光に弱い）	ジェネリックでは登録なし
メインテート（2.5）	要コーティング破壊でOK（5分）	8 Fr.	可	ジェネリックでは登録なし
マグミット（330）	OK（5分）	8 Fr.	可	
ウルソ（100）	OK（5分）	8 Fr.	可	ジェネリックで「トーワ」は登録なし 「NP」は懸濁OK（10分）8 Fr. 粉砕可否登録なし
トラゼンタ（5）	要コーティング破壊でOK（5分）	8 Fr.	可	
プリンペランシロップ0.1%	—	—	—	
フロセミド（20）「NP」	OK（5分）	8 Fr.	条件付可（光に弱い）	
ハルナールD（0.2）	OK（5分）	8 Fr.（条件付通過）	ODのため必要なし	
→代替薬　タムスロシンOD（0.2）「サワイ」	OK（5分）	8 Fr.	ODのため必要なし	

※懸濁OKとは……55℃の温湯20 mLに入れ，5分 or 10分放置後撹拌で懸濁

　よって，アスピリン原末→バファリン配合錠A81，ハルナールD（0.2）→タムスロシンOD（0.2）「サワイ」（ハルナールのジェネリック）に変更していただくと，すべて簡易懸濁で投与可能ですので，変更での処方をよろしくお願いいたします。

　服用時点が多いので，処方は一包化してお渡ししたいと思います（万が一中止するときでも刻印でわかりますので，すぐに抜くことが可能です。）

　メインテート（2.5）とトラゼンタ（5）は錠剤を少しクラッシュしていただく必要があります（コーティング破壊したほうが崩壊しやすいです）ので，別包にしたいと思います。

　便の調節もあるかと思いますので，マグミットも別包にしたいと思います。

　別包分はホッチキス止めし，服用忘れがないようにします。

図1　医師への報告書（平成27年12月現在のデータに基づく）

表1 変更後の処方内容

朝食後（3包をホッチキス止め）		
グリミクロン錠 40 mg	1錠	1包にする
バファリン配合錠 A81	1錠	
ランソプラゾール OD 錠 15 mg	1錠	
ラシックス錠 40 mg	1錠	
ウルソ錠 100 mg	1錠	
メインテート錠 2.5 mg	1錠	別包（上から少し叩いて亀裂を入れるため）
マグミット錠 330 mg	2錠	別包（便の具合で調節することもあるため）
プリンペランシロップ 0.1%	5 mL	温湯の温度が下がらないよう，簡易懸濁が完了したら投与直前に一緒に入れて投与（水薬瓶で渡す）
昼食後（3包をホッチキス止め）		
ウルソ錠 100 mg	1錠	別包
トラゼンタ錠 5 mg	1錠	別包（上から少し叩いて亀裂を入れるため）
マグミット錠 330 mg	2錠	別包（朝食後と同じ理由）
夕食後（2包をホッチキス止め）		
グリミクロン錠 40 mg	1錠	1包にする
ウルソ錠 100 mg	1錠	
フロセミド錠 20 mg	1錠	
タムスロシン OD 錠 0.2 mg	1錠	
マグミット錠 330 mg	2錠	別包（朝昼食後と同じ理由）
プリンペランシロップ 0.1%	5 mL	朝食後と同じ方法で投与（水薬瓶で渡す）
輸液		変更なし

（色文字は変更になった薬剤）

また，粉砕しないことで，体調の変化により薬を抜くことや追加することもでき，無駄が減らせる。

妻には簡易懸濁法の手順を薬剤師から指導した。簡易懸濁する容器は薬局より「けんだくん」（エムアイケミカル）を渡し，懸濁液を注入器に吸い取りやすくした。

2. 結果（改善点）

患者の妻には簡易懸濁法による経管投与の方法を習得していただいた。粉砕時のようにチューブを詰まらせることがほぼなくなり，医師の処方意図どおりに服薬できるようになった。

患者は血糖値が大きく低下することがあり，グリミクロンを中止することもあるが，その際も全廃棄をしないで済んだ。また，薬の安定性も確保できた。

しかし，その後も血糖値が安定しないことが多くなり，その他，体調悪化で再入院となり，病院にて5カ月後に死去。

3. 今後の課題

錠剤に亀裂を入れる必要がある薬（今回のケースではメインテートやトラゼンタ）では，少しの亀裂では簡易懸濁しにくいことが妻からの指摘で明らかになった。強く叩いて亀裂を入れるようにしなければならないと思う。また，簡易懸濁法による投与変更で医師の意図する効果が出るようになった結果，効き過ぎが生じるおそれもあった。医師と協力して薬物動態も考えながら慎重に処方を見直していかなければならないと考える。

考察

　胃瘻への粉砕投与で問題が生じていたものを，簡易懸濁法を用いて投与することで解決した事例です。他職種の方々の間では，粉砕をしなければ投与できないと思っていることもまだまだ多いと思うので，このような投与法があることをもっと伝えていかなければならないと思います。薬剤師が製剤学や薬物動態学の知識も活かして投与設計に関わることができれば，より効果的に薬を投与できるようになるのではないかと考えます。

　　　　　　　　　　　　　　　　　　　　　　　　　西山　留美（アソシエ薬局）

Dr. ハザマのコメント

　胃瘻の患者さんに対する投薬は，粉砕して水に溶いて入れればよいだろう，と単純に考えているのが，医師，看護師のほとんどだろうと思います。ただ，その結果，胃瘻が閉塞してしまったり，薬効が落ちてしまったり，効き過ぎてしまったりということがしばしばあると思いますが，それらは通常は病状の変化として考えられて，対症療法的な治療が追加されているのだろうと思います。
　かくいう私も，まったくこういうことは考えず，胃瘻の患者さんに対応していましたが，薬剤師が薬物治療学を理解しつつ，薬理学・薬物動態学・製剤学の知識を駆使して簡易懸濁法に取り組んでいることを知って以降，ほとんどの部分を薬剤師に聞くようにしています。本事例の図1のような報告書は，医師にとっても看護師にとっても心強く，ありがたいものなのです。

第1章 事例報告 在宅療養患者の問題点を解決する
1. 薬の服用に関する問題を解決する

11 本人・家族では困難だった服薬管理を改善した事例

> **症 例** 80代女性　要介護度5

診断名　認知症，高血圧症，右変形性膝関節症，ペースメーカー植え込み。
利用中のサービス　訪問介護，レンタル（電動ベッド）。
介入時の処方内容・当該処方薬の服用期間

デゾラム錠 0.5mg	1錠	1日1回 就寝前
センノサイド錠 12mg	1錠	1日1回 就寝前
ロゼレム錠 8mg	1錠	1日1回 就寝前

・2014年3月〜

介入後の追加処方薬

| ラコールNF配合経腸用液 | 200mL | 1日1回 朝食後 |
| リスパダール内服液 1mg/mL | 0.5mL | 夜間興奮時 |

他科からの処方薬，OTC薬，健康食品などの内容・使用期間　退院時の残薬あり。
受診・服用開始の経緯　2002年7月から近隣の診療所に受診。2012年夏から医師による訪問診療開始。
患者背景・服薬状況　本人は認知症で寝たきり。同居家族がいるが理解力が乏しく薬の管理ができない。
特別な医療の状況　なし。
患者の生活状況　寝たきり。おかゆと刻み食にとろみをつけたものを1日3回とる。便通はセンノサイド錠 12mg でコントロール中。夜間に覚醒していることが多いが，騒ぐことはほとんどない。
患者の精神状況　認知症が進んでおり性格は不明。大声で叫んでいることがある。
患者の社会状況　家族と同居。農業をしているが収入は多くない。ご近所との付き合いはなく，ケアマネジャーが中心になり支援体制を整えている。
薬剤師による介入の経緯　医師が訪問診療を行った後に薬を配達して家族に服薬指導を行っていた。当初は家族の理解力の低さを把握できておらず，服薬には問題がないと判断していた。しかし実際には正確な服薬はできておらず，残薬があったため介入要請があった。
共同指導などへの参加状況　担当中にサービス担当者会議は行われなかった。
経過説明，薬剤師の関わり　本人・家族では薬の管理ができないため，医師への服用回数変更の提案やヘルパーへ服薬支援依頼などを行い，確実な服薬を支援する体制を整えることになった。

図1 お薬カレンダーにヘルパーへの連絡事項を貼っておく

医療・介護チームなどからの情報

家族の訴え，療養に関する意向 薬のことがよくわからないので，チェックをしに来てほしい。

医師からの情報 （検査値）TP：7.3g/dL，S-Cr：0.86m/mL，RBC：333万個/μg，Hb：10.3g/dL，Ht：32.0%，BNP：63.7pg/mL。左腕・左手に浮腫あり。痛みが続いているようなので整形外科に紹介状を書いたが，家族は連れて行かない。

ケアマネジャーからの情報 家族は同居しているが，理解力が乏しく薬の管理ができない。水分摂取なども不安あり。まずはしっかりと薬を飲んでいるのかをチェックしてほしい。

薬学的視点からみた事例の問題点（目のつけどころ）

❶本人は認知症で家族の理解力も乏しいため薬の管理ができない。そのため特に急性疾患罹患時に1日3回の内服薬が処方された際に正しい服用ができなかった。さらに複数のヘルパーが関与していたため，服薬支援が一貫して行われていなかった。
❷退院時の薬が残っており，誤服用の危険性があった。
❸ヘルパーから浮腫・仙骨部の発赤の状態変化が医師へ報告されていなかった。

問題解決のためのアプローチ

1. 問題解決のための支援内容

(1) 正しい服用への支援

急性疾患罹患時に処方箋が発行された際に処方内容を確認して，ヘルパーの支援が得られる1日2回の服用が可能な薬剤への変更を医師に提案した。

お薬カレンダーに一包化済みの薬をセットするとともに，ヘルパーの訪問時間に合わせて患者宅を訪問して薬剤の効果・副作用などの説明を行い，服薬支援を依頼し

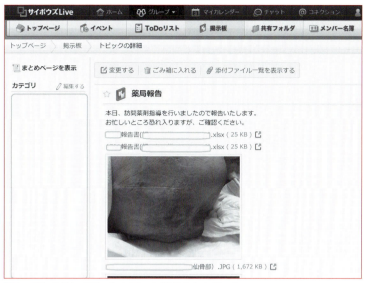

図2 「サイボウズLive」を用いた情報共有を行った

た。また，複数のヘルパーが関わっていたため，お薬カレンダーと連絡ノートにメモを残して情報を共有した（図1）。

(2) 誤用の予防

退院時の処方薬のうち現在も服用が必要な薬剤を医師に再確認して，誤服用につながる不要な薬剤の回収を行った。

(3) 患者状態の医師への報告

ヘルパーの訪問時間に合わせて患者宅に訪問し，仙骨部の発赤や浮腫の写真を撮影して医師に報告した。情報共有には，クローズド型グループウェア「サイボウズLive」を使用した（図2）。

2. 結果（改善点）

ヘルパーの支援が得られる服用タイミングへの用法変更を医師に提案することで，急性疾患時の服薬は改善された。また，残薬の整理により家族による誤投薬を防いだ。

医師に次回訪問診療日までの患者の状態に関して情報提供を行うことで，症状変化があった場合に臨時訪問診療を行う判断基準となった。

3. 今後の課題

医師，介護職との連携により服薬の状況は改善されたが，仙骨部発赤の褥瘡への進展や，腕の浮腫の悪化が懸念される。薬の管理とともに患者の状態に関する情報を医師，介護職と共有しつつ患者と家族を支援していく必要がある。

考察

本人と家族では服薬管理が難しかったのですが，薬剤師が介入することで，医師への処方変更の提案やヘルパーとの連携強化により服薬管理を改善できた事例です。急性疾患罹患時の服薬が確実に行われたことで，症状の悪化による入院を回避できたと

考えられます。

清水　貴之（青海薬局）

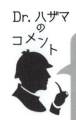

Dr.ハザマのコメント

　薬剤師が何か新しいことをしようとしたときに，「○○を勉強してから…」，「●●の資格をとってから…」と考えることが少なくないように思います。もちろん，それはそれでよいのですが，これが「○○を勉強していないので，無理」とか，「●●の資格をとっていないので，できません」というふうになるとなれば，それはちょっと本末転倒のようになってしまいます。

　本事例のように，薬剤師が，まずは調剤したお薬をお渡しするまでではなく，その後の経過や状態を確認し，それらをもとに，きちんとした薬物治療が行える（＝医薬品の適正使用，医療安全の確保）ように活動することは，すべての薬剤師にとってすぐにでも取り組めることです。

　その過程で，ICTを活用したリフィジカルアセスメントを行ったりということが出てくるのだと思います。

第1章 事例報告 在宅療養患者の問題点を解決する
2. 在宅療養環境の問題を解決する

1 NST専門療法士の薬局薬剤師による栄養アセスメントにより栄養状態が改善した事例

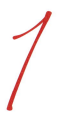

症例 80代男性　要支援2　身体障害者3級

診断名　下咽頭がん（下咽頭喉頭全摘），前立腺がん，脳梗塞，身体表現性障害，アルコール依存症．

利用中のサービス　訪問看護（週1回），デイサービス（週1回），介護予防居宅療養管理指導（月1回，薬局薬剤師）．

介入時の処方内容・当該処方薬の服用期間

A病院耳鼻咽喉科（院外処方）		
チラーヂンS錠 50μg	1回2錠	1日1回 朝食後
アルファカルシドールカプセル 0.25μg	1回2カプセル	1日1回 朝食後
酸化マグネシウム錠 330mg	1回1錠	1日3回 毎食後
ルネスタ錠 2mg	1回1錠	1日1回 就寝前
センノシド錠 12mg	1回3錠	1日1回 就寝前
エンシュア・H	1回1缶	1日2回 朝夕食後（バナナ味・メロン味）

・服用期間 1年以上

他科からの処方薬

A病院脳神経外科（院外処方）		
チクロピジン塩酸塩 100mg	1回1錠	1日1回 朝食後

・服用期間 10年以上

A病院精神科（院外処方）		
ジアゼパム錠 2mg	1回1錠	1日3回 毎食後
ツムラ六君子湯エキス顆粒	1回1包	1日3回 毎食前
テトラミド錠 30mg	1回2錠	1日1回 就寝前

・服用期間 3カ月以上

B病院泌尿器科（院内処方）		
ユリーフ錠 4mg	1回1錠	1日2回 朝夕食後
ベシケアOD錠 5mg	1回1錠	1日1回 朝食後

・服用期間 1年以上

以上，4つの診療科をまとめて朝昼夕寝の反復一包化調剤．

OTC薬，健康食品など

　　青汁粉末分包
・使用期間 1年

受診・服用開始の経緯　前立腺がん，脳梗塞の既往．1年前に胃・十二指腸内視鏡検査で下咽頭がんが見つかりA病院耳鼻咽喉科を受診．C病院へ紹介され入院し，下咽頭喉頭全摘術を受けて退院し，A病院にて術後放射線照射を行った．経過観察中に

拒食とアルコール依存症で精神状態が増悪し，A病院精神科に入院加療し，退院後は自宅療養。

患者背景，服薬状況 喉頭全摘のため失声，永久気管孔形成。会話は電気式人工喉頭を練習中のため，意思の疎通には困難がある。服薬コンプライアンスは良好。

特別な医療の状況 訪問看護による永久気管孔の管理。

患者の生活状況 ADLは自立しており，以前は自転車で出かけることもできたが，今はできない。食事はゆっくりで，間に休憩をはさむため1時間弱と長め。間食あり。睡眠はとれている。

患者の精神状況 アルコール依存症は回復。失声のため妻や他者との意思疎通がうまくいかず，ストレスを感じている。

患者の社会状況 妻と2人暮らしで年金生活。一人娘の家族と関係は良好。通院はタクシーを利用し，妻を伴っていく。失声から会話には妻の仲介を要することが多い。

薬剤師による介入の経緯 体重減少から栄養補給のためエンシュア・Hが処方。高齢夫婦には重量物であったため，服薬管理を含めて自宅に届けたことがきっかけ。

共同指導などへの参加状況 参加はしていないが，電話などでケアマネジャーや訪問看護師，主治医との情報交換は行っている。

経過説明，薬剤師の関わり 食事摂取量が低下し，体重減少が著しく栄養障害を来していた。服薬管理とともに処方薬による副作用の確認を行うため，主治医の同意を得て在宅訪問することとなった。

医療・介護チームなどからの情報

患者・家族の訴え，療養に関する意向 （家族）食欲の低下からこの1年で体重が激減してしまったので，どうにかしたい。耳は遠いが聞こえているので，呼びかけには答えるが，なんとなくボーッとしている。会話が減ってしまい話したがらない。目の焦点が合っていないように感じる。いつも居間の座卓で隣に座って見ているので，ようすが変わってしまったのがわかる。孫などが遊びに来ても，横になったままで気力がない。元気なときは自転車に乗って出かけたり，散歩にも行ったりしていた。

1回の食事は，おかゆが茶碗3分の1程度，おかずはあまり手をつけず。魚は切り身半分くらい食べるが，肉類は昔からあまり食べない。乳製品や納豆も食べない。乳酸菌飲料は飲む。エンシュア・Hは好きで飲めている。そのほかにコーラやサイダーが好きで水分代わりによく飲み，健康食品の青汁粉末を氷水に溶いたものを飲んでいる。水分はよくとっているが便秘がち。3，4日に1回の排便がある。トイレには歩いて自分で行ける。言語聴覚士によるリハビリで，電気式人工喉頭で発声練習をしているが，あまり上達していない。いろいろな病気をして大変だったが，全部受け入れておだやかに暮らしたい。（患者）無理だとわかっているが，声を出したい。

医師からの情報 （耳鼻咽喉科主治医）下咽頭がんの転移はみられず，喉頭内視鏡により狭窄もなく，甲状腺などの検査値も問題ない。（精神科担当医）うつや認知症は否定的。

ケアマネジャーからの情報 週1回のデイサービスあり。食事に時間がかかるため，他の利用者が食べ終わってしまい，取り残された気分になっているようだ。

薬学的視点からみた事例の問題点（目のつけどころ）

❶ 意欲，食欲低下の原因が，処方薬の副作用によるものかどうか，各薬剤について検討する必要がある。
❷ 食事も服薬も同じ経口摂取であるため，食事ができないのに服薬だけできればいいというものではない。低栄養による体重減少が生じ，同時に筋肉量の減少（いわゆるサルコペニア）が起こっていると考えられる。ADLの低下を防ぐためには低栄養の改善と筋力低下を防ぐ必要がある。それには栄養アセスメントを行い，問題点を明らかにすべき。

問題解決のためのアプローチ

1. 問題解決のための支援内容

(1) 処方薬の副作用による有害事象の可能性を検討

　2015年12月に日本老年医学会より，『高齢者の安全な薬物療法ガイドライン2015』（メジカルビュー社）が出版された。高齢者は若年者に比べて，加齢に伴う肝機能や腎機能の低下がみられ，複数の疾患で複数科受診し多剤併用があり，慢性疾患で長期服用していることが多い。この症例においても2病院4診療科から12種類の処方薬を服用しており，薬物による有害事象が起きている可能性が否定できない。

　各処方薬の着目点は表1のとおりで，各薬剤について意欲や食欲に関する副作用を検討した。後述のとおり，一部の処方変更により便秘の改善は図られたが，その他はどの薬剤も現在の治療に不可欠だったため，さらに別の視点で考える必要があった。

(2) 栄養アセスメントの実施

　体重の増減は栄養状態と密接に関係している。この事例では，自宅で定期的に体重測定を行っており，栄養状態の把握がしやすかった。下咽頭がんの手術，放射線治療後の体重は47kgあったが，その後食事は摂れていたようだが，だんだんと体重が減少し，7カ月後には37.6kgとなり，体重減少率は20％にもなっていた。

　初回訪問時は少し体重が増えて39kg台であったが，一目でやせすぎであることが明白だった。たまたま訪問時間が遅くなり，夕飯時になってしまったことが功を奏し，食事摂取の状態を目の前で見ることができ，アセスメントの判断材料となった。

　栄養アセスメントでは，処方薬の記録はもちろん病歴や食事歴などの情報収集が必要である。食事で何をどのくらい食べたり飲んだりしたか，その記録から栄養素摂取量を把握し，栄養素の貯蔵庫である筋肉や脂肪など人体組織の指標として身長・体重の記録，血液検査のデータなどから栄養状態の評価をしていく。

　また，高齢者の栄養状態評価法として，MNA®（Mini Nutritional Assessment）がある。この栄養評価ツールの短縮版であるMNA®-SF（Mini Nutritional Assessment-Short Form）は，5分以内でチェックでき，在宅医療の現場では有用で簡便なツールである（図1）。

　本事例でMNA®-SFを用いて栄養評価を行った結果を表2に示す。その結果，合計すると9点「低栄養のおそれあり（At risk）」と評価できた。さらに，仮にアルコール依存症でうつ状態もあった入院時点に遡って評価すれば，4点で低栄養であったと推測できる。

表1 処方内容と意欲，食欲との関係の評価結果

薬剤名	評価
チラーヂンS	代謝低下による疲労や倦怠感の可能性があるが，血液検査から甲状腺機能は安定しているため問題なかった。
アルファカルシドール	ビタミンD製剤による高カルシウム血症を疑ったが，受診毎の血液検査で血清カルシウム値は正常であった。
酸化マグネシウム センノシド	便秘改善のため服用しており，排便間隔は3〜4日に1回のペース。便秘による消化管運動の低下が胃部不快感を起こし，食欲低下につながっている場合もある。腹痛や悪心・嘔吐の訴え，バイタルの変動などはなかった。高マグネシウム血症にも注意しながら，まずは食べたら出すという状態に戻すために便秘の改善は重要である。
六君子湯	漢方薬の味や匂いで食欲低下の可能性がある。消化管ホルモンのグレリンの分泌を促し，食欲と消化管運動を促進する効果があるとされている。飲みにくいなどの訴えはなく，消化管運動改善のため，このまま服用継続し，ようすを見る。
ルネスタ	不眠で服用しているが，副作用の苦味，口渇などが味覚に影響し，食欲に関係する可能性がある。しかし，患者は苦味や口渇は気にならないとのこと。
エンシュア・H	1日2缶(500mL)を低下した食事量を補うため経口摂取。これで満腹になってしまっている場合もあるが，バナナ味とメロン味が嗜好に合っており，これ以外にも水分をとっており，満腹になっているようすではなかった。
チクロピジン	脳梗塞後の血栓塞栓治療。出血傾向や肝機能障害，食欲低下などの副作用が報告されている。今回の症状が出る以前から長期間服用を続けており，血液検査では肝機能や血算の数値が悪化していないが，注意が必要。
ジアゼパム テトラミド	どちらも中枢神経に作用し，アルコール依存症における離脱症状を抑えるため服用している。副作用として眠気やふらつきを生じ，食事に集中できない場合があるが，日中にそのような症状はないとのこと。
ユリーフ	前立腺肥大に伴う排尿障害で服用中だが，口渇や便秘，食欲不振等の消化器症状の副作用報告がある。尿量と排尿回数は多いが，自力での排尿ができているため，このままようすを見る。
ベシケア	頻尿で尿量と排尿回数が多く服用中。抗コリン作用を有し，口渇や消化管運動低下による便秘や胃痛や腹痛など起こしやすい。口渇は気にならないようだが，便秘が改善しないため休薬することで処方医に相談。

退院後から栄養状態は少し改善傾向にみえるが，実際はBMI 15（体重39 kg，身長161 cm）からみても瘦せすぎで食事量が少ないため，栄養介入の必要があると考えた。

2. 結果（改善点）

(1) 処方の見直し

表1に示したようにベシケアを休薬したところ，毎日の排便が可能となった。しかし，休薬により尿量と排尿回数がさらに増え，尿取りパッドの交換が頻回となってしまった。そこで，次回処方でベシケアがベタニスに変更され，尿量と排尿回数が抑えられ症状の改善がみられた。処方変更による便秘の悪化はなかった。

(2) 栄養素摂取量の把握

三大栄養素である，糖質，タンパク質，脂質は，さまざまなものに変換されて生命活動の維持に使われている。日常生活に必要なエネルギーを十分摂取できなければ，生命活動の維持に必要なエネルギーは自らの体力を削って調達することになる。それは筋肉を分解したり脂肪を分解したりして，糖質を作り栄養源とすることである。筋肉の構成成分であるタンパク質は，アミノ酸から構成されるが，糖質や脂質にはアミノ酸が含まれていないため，筋肉を作るためにはタンパク質の摂取が必要である。また，糖質や脂質の摂取が少なければ摂取したタンパク質は，筋肉の合成に使われずエネルギー源として消費されてしまうため，三大栄養素の摂取バランスも重要である。

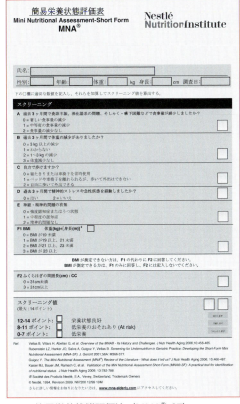

図1 簡易栄養状態評価法（MNA®-SF）

表2 MNA®-SFを用いた患者の栄養状態の評価
初回評価時の体重：39.4kg，身長161.5cm

	設問	評価
A	過去3カ月間で食欲不振，消化器系の問題，そしゃく・嚥下困難などで食事量が減少しましたか？	中等度の食事量の減少（1点）
B	過去3カ月間で体重の減少がありましたか？	体重減少なし（3点）
C	自力で歩けますか？	自由に歩いて外出できる（2点）
D	過去3カ月間で精神的ストレスや急性疾患を経験しましたか？	はい＝アルコール依存症で入院（0点）
E	神経・精神的問題の有無	精神的問題なし（2点）
F1	BMI（kg/m²）：体重（kg）÷身長（m）²	19未満（0点）

表3 患者の1日の食事内容の例

全がゆ（茶碗半分×3回）	240 kcal
おかずはほとんど食べない	
サイダー（125mL）	100 kcal
コーラ（250mL）	120 kcal
エンシュア・H（250mL×2缶）	700 kcal
青汁粉末（1包）	12 kcal
栄養補助食品の飲料（125mL）	200 kcal
その他，乳酸菌飲料1本など	
合計熱量	1,372 kcal
タンパク質	約34g
脂質	約32g

この症例でのある1日の食事内容を表3に示す。

1日に必要なエネルギー量は体重×25～30kcal/日を基準とし，BMIが15であれば体重×30～40kcal/日は必要で，計算すると1,170～1,560kcalとなる。表3からエネルギー量は足りていると思われるが，体重1kgを増やすのに必要なエネルギー量は約7,000kcalといわれており，1カ月で体重を1kg増やすなら1日あたり約233kcal上乗せしなければならない。そう考えると，この食事内容では少ないと思われる。

また，タンパク質の必要量は，体重×1.0～2.0g/日なので，肉類はあまり食べないことから，筋肉を増やすためにはタンパク質も足りていない。最低限必要な微量元素など他の栄養素はエンシュア・Hで摂れていると考える。炭酸飲料が多いのは，食欲増進作用や胃拡張作用，嚥下促進作用などを実感しているため，水分代わりに飲んでいると思われる。血液検査の結果より，血糖値，HbA1cは問題ない。

食欲低下には味覚障害も関係していることがある。亜鉛不足の可能性も否定できないので，食事に加えられる粉末のタンパク質と亜鉛強化された栄養補助食品のサンプルを1日1本（タンパク質5g）試しに使ってもらった。

2週間後に2度目の訪問。食事内容が糖質に偏っているところが気になっていたが，家族の訴える患者の症状はビタミン不足ではないかと疑った。糖代謝に必要なビタミンB_1はエンシュア・Hにも配合されているが，食事内容からみて，なお不足しているのではと考えた。そこで，主治医にビタミンB_1欠乏症の可能性を伝え，ビタミンB_1の追加を処方提案し，フルスルチアミン塩酸塩錠25mg1回1錠1日3回が処方追加された。当日中に再度訪問し，夕食後から服薬をしてもらったところ，2日後に「食欲が戻って目に力が入って元気になった」との電話があった。ビタミンB_1欠乏は糖代謝に影響を与え，体細胞のエネルギー産生に支障をきたす。特に脳や神経系はブドウ糖を主なエネルギー源としているため障害されやすく，ビタミンB_1欠乏症であるウェルニッケ脳症が起こっていたと思われる。

これをきっかけにどんどん食事量が増えていき，ご飯もおかずも1人分食べられるようになった。夏の暑さにも耐えられ，6カ月後には39kgだった体重が47kgに戻り，その2カ月後に49kg（BMIは18.8）まで増えた。その結果，自転車にもまた乗れるようになり，金婚式のお祝いもでき，一泊二日の温泉旅行にも出かけることができた。たった1粒のビタミン剤のおかげで見違えるような回復がみられた。

3. 今後の課題

在宅に限らず外来でも低栄養の患者はごく普通にいる。服薬指導の際に患者本人であればその場で食事が摂れているか聞くことができ，家族でも聞き取りは可能である。

服薬指導の際，生活習慣病ではほとんど，他の疾患の患者でも，何かしら食事のアドバイスを毎日のようにしているはずである。薬剤師がもっと栄養面に興味を持ち薬学的視点から介入していけば，低栄養のリスクを回避し，ADLの改善ひいてはQOLの向上に寄与できると考えている。

考　察

本事例は，各診療科の処方医が診察時には気づかなかった意欲・食欲低下の原因を，栄養を専門にしたNST専門療法士である薬局薬剤師が在宅訪問することで，食事風景を観察し謎解きができた事例です。

処方薬による有害事象の検討および，栄養アセスメントによる介入の結果，ビタミンB$_1$欠乏症に気づき，処方提案を行うことができた。ビタミンB$_1$投与によって症状が改善し体調回復に至り，日常生活の不安が減ったことで，人生を楽しむことができQOL向上に寄与できたと考えられます。

　在宅療養中の高齢者が，どんな日常生活をして何を食べているかをも把握し，それに合わせた服薬支援を行うことが重要だと考えさせられました。

海老原　英之（メディスンショップはまなす薬局）

Dr. ハザマのコメント

　本事例は2つの教訓が含まれていると思います。

　1つは，多剤併用は，薬剤性有害事象をきたしやすいということです。本事例では複数の医療機関から，結果的には多くの薬剤が処方されることになっていました。もちろん，それぞれは重要かつ意義ある処方だと思いますが，部分最適を積み重ねた結果，全体最適にはならないということが薬物治療にはあり得ます。患者の状態をよくみながら，処方を提案していくことで，患者さんの状態は良い方向に向かっていったのだと考えられます。

　もう1つは，万病に効く薬はないが，栄養は万病に効くということです。筆者は栄養に関する専門資格（NST専門療法士）を持っておられますが，そこでの知識や技能を用いて，患者さんの栄養状態を把握し，医薬品を含めたさまざまなアプローチを理論的に行っています。

　薬剤師は薬剤に重心を置きつつ，幅広く患者さんに関われる強みがあります。その威力を実感させられる1例です。

第1章 事例報告 在宅療養患者の問題点を解決する
2. 在宅療養環境の問題を解決する

2 適切な食支援を経て経口内服薬のコンプライアンスも改善した事例

症例 80代男性　要介護度4　身体障害者2級（当時申請中）

診断名　脳梗塞，高血圧症，慢性心不全（NYHA分類Ⅱ），脂質異常症。
利用中のサービス　訪問診療，訪問看護，訪問介護，訪問リハビリ，訪問入浴，通所介護。
介入時の処方内容・当該処方薬の服用期間

ムコソルバン錠 15 mg	1回1錠	1日3回 毎食後
アーチスト錠 2.5 mg	1回1錠	1日2回 朝夕食後
プラビックス錠 75 mg	1回1錠	1日1回 朝食後
ニューロタン 25 mg	1回1錠	1日1回 朝食後
ブロプレス錠 8 mg	1回1錠	1日1回 朝食後
ルプラック錠 4 mg	1回1錠	1日1回 朝食後
パリエット錠 10 mg	1回1錠	1日1回 朝食後
ローコール錠 10 mg	1回1錠	1日1回 朝食後
アルファロールカプセル 0.25 μg	1回1錠	1日1回 朝食後

・200X年7月，肺炎による入退院後から現在までの約1カ月間服用

他科からの処方薬，OTC薬，健康食品などの内容・使用期間　特になし。
受診・服用期間の経緯　現処方は脳梗塞で入退院してからの処方だが，ムコソルバンのみ肺炎による入院中に処方追加された。
患者背景，服薬状況　脳梗塞発症後，リハビリを根気よく継続して一時は車いすでの外出が許可されるまでに至ったが，その4年後に肺炎を発症。その際の長期絶食が廃用を一気に進ませたものと思われる。現在ベッド上での生活だが，認知機能障害は軽度であると推定。1日3回の服薬は食事とともに同年齢の配偶者が介助している。
特別な医療の状況　特になし。
患者の生活状況　不眠症はなし。排泄はベッド脇のポータブルトイレに配偶者・ヘルパーの介助によりかろうじて可能。食事は三食ともに配偶者が準備し食事介助まで行う。
患者の精神状況　若干の易怒性があるが生来の性格と考えられている。
患者の社会状況　かつては町内会のイベントに参加したり県外の娘家族のもとへ介助付きで赴いたりと，対外的活動に意欲的であった。肺炎発症・退院後はベッド生活を余儀なくされているために閉鎖的な状況にある。なお経済的には恵まれており，夫婦が生活するうえでなんら問題はない。
薬剤師による介入の経緯　肺炎治療から退院後1カ月が経過した頃，血圧コントロールが不良であるという訪問看護師の報告から服薬状況が懸念された。このため訪問による薬剤管理の必要性ありと考えられ，在宅担当医からの訪問要請があった。
共同指導などへの参加状況　定時・緊急時ともに参加した。なお初回訪問時から数えて1回目のサービス担当者会議開催の要請は当薬局から行っている。

医療・介護チームなどからの情報

家族の訴え，療養に関する意向 生活上の世話はできている。なのに，なぜこういうこと（肺炎）になったのかわからない。また入院しなければならないのか不安。最期まで家で暮らしたい。

医師からの情報 退院後の体重・筋力低下が著しい（入院前62 kg→退院時50.5 kg）。配偶者は白内障・難聴である。

ケアマネジャーからの情報 夫婦仲が非常に良い。配偶者は介入当初より介護に積極的であった。何年も夫の世話を続けていることから，介護内容に対するプライドが芽生えつつある。本人の認知機能は年相応に低下しているが，軽度であると関係者から認識されている。

訪問看護師からの情報 服薬を確認したいが訪問時間が服薬時点と合わない（午後に訪問）。配偶者からは「ちゃんと飲ませている」といわれているが確認が困難。退院当初は収縮期血圧（SBP）110〜130 mmHg，拡張期血圧（DBP）74〜82 mmHgと比較的安定したが，1カ月経過した頃からSBP 140〜150 mmHg，DBP 80〜94 mmHgと明らかに上昇している。

薬学的視点からみた事例の問題点（目のつけどころ）

❶ 降圧薬を正しく服薬できていない可能性。
❷ 体重減少や服薬不良の原因の確認と対処が必要。

問題解決のためのアプローチ

1. 問題解決のための支援内容

(1) 状況の推定

処方薬のうち，降圧作用を有する2剤（ニューロタンとブロプレス）はともに非線形性の薬剤であり，未服薬はそのままバイタルサインに反映される。また，利尿薬処方，低体重・低栄養時にありがちな循環血漿量低下においてはレニン・アンジオテンシン系が亢進されていることから，両薬剤は少量でも高い効果を発揮しやすいものと考えられるのに対し，実際には血圧が上昇傾向にあり，逆のことが起こっている。そのため，自己調節や飲み間違えなどではなく，何らかの事情によりまったく服薬できていない可能性が高いと考えた。

その背景として，長期絶食・体重減少著明という状況から，低栄養，サルコペニア（筋肉減少症）が最初に想起された。また，それらを背景とする嚥下筋低下が摂食・嚥下障害を引き起こし，食事・経口内服の両方を障害している可能性も念頭に置いて介入すべきと判断した。

(2) 状況の確認

服薬に関しては訪問看護師からの情報提供にあったとおりガードが固く，朝に訪問できるとお話ししても拒否されてしまった。そこで夕方の食事の準備時間に伺うこととし，食事介助を見学させてもらう機会を得た。食事は病院の管理栄養士から指導を受けたという丁寧なペースト食（またはミキサー食などと称されるもの）を作ってい

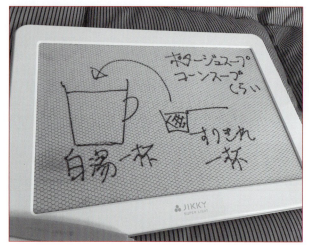

図1 患者とのコミュニケーションに用いた磁気式メモボード

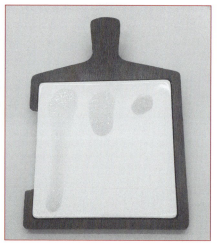

図2 軟膏板を用いたとろみ指導
左からポタージュ状，ヨーグルト状（または蜂蜜状），ジャム状などと表現し，実際に適した固さを確認してもらった．本事例で適切なのは真ん中のヨーグルト状だった．

たが，問題はとろみと食事介助であった．

①患者の上体を約60度程度の角度で起こし，ヘッドレストにあたる枕を取り除き，姿勢はちょうど救命救急にある気道確保を想像させる姿勢を維持し，食事を口に運んでいた．

②とろみ剤は病院から「水500 mLにスプーン2杯」と指導されたと聞いていたが，スプーンは病院で使用されていたものとは明らかに異なる大きなスプーンであった．そのためか，その日に提供されていたとろみ茶は非常に粘度の高いものであった．

(3) 支援の実際

①のような姿勢をとった理由を配偶者に聞くと，口の開閉が困難であったところ，首を後ろにそらすことで顎が下がり，口が容易に開くことを発見し，それ以後これを続けることにしたのだという．入院中に指導した看護師に状況を確認したところ，正しい姿勢維持を指導していたが，難聴のために意図が十分に伝わっていなかったことが考えられた．朝食後の服薬も口に運ぶことには成功していたがむせが激しく，毎日床に薬が飛び散ったのを掃除していたことを，後日聞き出すことができた．そこで，配偶者には小型の磁気式メモボード（図1）を用いて，正しい姿勢保持を筆記で指導した．

とろみ剤については，病院で指導の際に用いられたスプーンに比べて，自宅で使用したスプーンは1.5～2倍ほど多い量を計ってしまうことを確認した．そのため病院で使用していたとされるものに似た形状の計量スプーンを薬局で提供した．また，用いるとろみ剤も，時間や食材によって固さが左右されやすい市販のものであったので，当時一番新しい，固さの変動がより少ないと考えられる製品を薬局から販売提供することとした．そのうえで軟膏板を用いて，本人に適したとろみの固さを配偶者に指導した（図2）．

なお，これらの情報と介入内容を，筆者が開催を提案したサービス提供者会議で説明することで，関係者に情報共有してもらい，配偶者の介護に対する意識を引き続き尊重しつつ，見守り・支援することで合意を得ることができた．

2. 結　果

　サービス提供者会議の翌週，訪問看護師からバイタルサインが安定したことを確認した。リハビリに積極的に取り組めるようになったと配偶者から聞き，食事の提供も適切になされてきたと判断した。

　介入当初から1年目で発語が明瞭になり，2年目には再び車椅子での外出も可能となった。その間に訪問歯科の導入もあり，提供する食事内容も，形態に配慮すればほぼ普通食に近いものを用意できるまでに至った。以後，筆者は退職し別の薬剤師に業務を引き継ぐこととなったが，この症例を提示するにあたって担当医に許可を求めるため連絡をとったところ，一昨年，自宅にて家族の見守りのもと穏やかに亡くなられたとの報告を得た。亡くなる10日前まで娘家族と一緒に食卓を囲み，終始笑顔であったとのことだった。

3. 今後の課題

　地域住民に対する患者の食支援を充実させる重要性，そして療養体制の構築のために病院・在宅との連携を深めなければならないことを，強く感じさせた事例である。本事例を経て，近隣の地域中核病院NSTに地域代表として参画し，栄養学的介入・食支援をより深く学ぶに至ったきっかけとなった。

考　察

　「適切な食事提供」は，ただちに「適切な服薬」にも密接に関係します。地域医療の多くが経口内服による薬物治療であるためです。また，もし本事例の処方にある利尿薬がフロセミドであったならば，介入によってアルブミン値が改善した際，利尿薬抵抗性の解除によってその薬効が増強されていたかもしれず，油断していれば次は脱水傾向により何らかのトラブルが発生していたかもしれません。在宅療養時だけでなく，外来薬物治療の薬学管理においても，全身管理の一視点として，食事状況と栄養状態の把握は重要なものと考えます。

豊田　義貞（龍生堂薬局）

Dr. ハザマのコメント

　薬剤師が現在の状況に閉塞感を感じる理由には，患者に薬剤を投与したあとの状態を継続的にみないことと，薬学的専門性を活かした介入や決断ができていないことがあるのではないかと思ってきました。

　本事例は，降圧薬を調剤したあと，本当に血圧コントロールが得られているのかどうか，ということを継続的にフォローし，現在の薬剤の薬物動態的な観点から，血圧変動の理由はコンプライアンス不良にあるのではないかという見解に行き着いたり，その原因のひとつが低栄養状態であり，とろみの状態にその解決策の糸口があるのではないかと考えたりしていますが，これらはいずれも，最初の2つの条件をクリアした証左ともいえるでしょう。

　結果的には，患者さんの状態は劇的に改善し，ある意味では天寿を全うされたのだと見受けられますが，こういった事例を経験することは，薬剤師の働き方を大きく変えるきっかけになる好例といえるでしょう。

第1章 事例報告 在宅療養患者の問題点を解決する
3. 薬の副作用や体調の異変の問題を解決する

1 副作用チェックと改善事例

症 例 69歳女性　要介護度3

診断名　パーキンソン病，関節リウマチ，便秘，臀部褥瘡，化膿性結膜炎。

利用中のサービス
　　医療系サービス：訪問看護，ショートステイ（月1回）。
　　介護系サービス：訪問介護，通所介護，杖・ベッドのレンタル。

介入時の処方内容

リウマトレックスカプセル 2mg	1回1C	木曜日 朝夕食後，金曜日 朝食後
フォリアミン錠	1回1錠	土曜日 寝る前
ボナロン錠 35mg	1回1錠	水曜日 起床時
ネオドパストン配合錠 L100	1日4錠	1日6回 朝食後1錠，10時0.5錠，昼食後0.5錠，15時0.5錠，夕食後1錠，寝る前0.5錠
コムタン錠 100mg	1回1錠	1日4回 毎食後・寝る前
ビ・シフロール錠 0.5mg	1回1錠	1日3回 毎食後
ドプスカプセル 100mg	1回1C	1日2回 朝夕食後
デパス錠 0.5mg	1回1錠	1日1回 寝る前
アザルフィジン EN錠 500mg	1回1錠	1日2回 朝夕食後
オメプラール錠 20	1回1錠	1日1回 寝る前
レニベース錠 2.5	1回1錠	1日1回 夕食後

・2008年11月～2009年10月まで

他科からの処方薬

皮膚科	
ゲーベンクリーム 1%	100g
リンデロンVG軟膏 0.12%＋ヒルドイドソフト軟膏 0.3%	100g
浣腸	30mL
眼科	
オフロキサシン眼軟膏	0.3%
チマパック点眼液	0.5%

OTC薬などの使用　整腸剤（ビオフェルミン），サロンパスA，ソフトサンティア（市販の人工涙液）

服用状況および患者背景　夜間幻覚があり，午前4時頃夜間外出し保護歴あり。

特別な医療の状況　なし。

患者の生活状況　食事1日2回（昼，夕）訪問介護ヘルパー訪問時，排便は週2回程度，睡眠は1日4時間くらい。毎朝，同居する息子の食事を作っている。

患者の精神状況 内気な性格。
患者の社会状況 夫と早期死別し息子と2人暮らし。日中独居。
薬剤師による介入の経緯 訪問看護師より,飲み方が特殊であり服用薬剤数も多く正確な服用ができているのか不安,きちんと服用できていないため幻覚が生じているのではないかとの指摘があったことから,ケアマネジャーを通して訪問の依頼あり。
共同指導などへの参加状況 在宅療養のため,サービス担当者会議ではなく,直接医師,訪問看護,ケアマネに訪問およびTELにて報告。

医療・介護チームなどからの情報

患者の訴え,療養に対する意向 息子に迷惑をかけたくない。息子の食事を作らないといけないので自宅にいたい。

医師からの情報 2008年6月よりT大学病院に通院加療していた。同年11月から紹介により当院通院となる。抗パーキンソン病薬を処方しているが,急な変更により過量による幻覚や不足による嚥下困難・振戦の可能性あり,現状コントロールが困難な状態。

ケアマネジャーからの情報 内向的な性格で,口数少なく,あまり家庭内のことは話したがらない。症状は血圧不安定で幻覚症状もあるが,薬が影響しているのではないか?

薬学的視点からみた事例の問題点(目のつけどころ)

❶ 服用方法が複雑であり,きちんと服用できているか確認が必要。
❷ 抗パーキンソン薬の効果は不足していないか,あるいは過量により副作用は生じていないか。
❸ 血圧の不安定の原因は何か。

問題解決のためのアプローチ

1. 問題解決のための支援内容

(1) 服用状況の把握

すべてのOTC薬も含め服用中の薬剤を確認し,残薬の状況を把握。さらに7日後にも残薬を再度確認し,残薬の割合や,薬剤ごとの残薬の偏りを把握。その結果,過剰に服用している薬剤と飲み忘れている薬剤があることが判明した。

過剰服用,飲み忘れが関節リウマチやパーキンソン病などの病状の悪化による可能性を医師に伝えるとともに,飲み残しの多い時間帯に注意して,他の時間帯に服用をまとめることを提案し,ネオドパストン錠が1日6回服用になっていたものを,毎食後と寝る前の4回に変更。その結果,他の薬も合わせ一包化することが可能になった。

それとともにお薬カレンダーを使用し,服薬状態の管理が介護スタッフなどにもわかりやすくするよう工夫した。そのうえで,訪問介護および訪問看護師に訪問時に確認するよう依頼し,連絡ノートに記載してもらった。

(2) 不安定な血圧の管理

血圧値は，レニベースを服用する前とした後の差が大きい（服薬前：142/96 mmHg，服薬後：67/51 mmHg）ことから，血圧の値を正確に把握するため，毎日朝7時自動血圧計で測定し，血圧手帳に脈拍と一緒に記入するほか，訪問看護師，薬剤師が日中訪問した際にも測定・記入することにした。連絡ノートと血圧手帳から服薬状況と血圧の動向をみて，2週間に一度医師に状況を報告した。

血圧値の変動が激しいことから，血圧の安定しない高齢者にドプスを服用させることにより血圧が安定した自験例を思い出し，添付文書を確認のうえ医師に相談し，レニベースを中止する一方，ドプスを2Cから4Cに倍量投与を試みた。

2. 結果（改善点）

1日4回の正確な服用により，薬剤を増量しなくても症状が安定し，幻覚は起きなくなった。

血圧については，毎日の測定管理で軽微な変動についてのチェックも行うようになったこともあり，処方変更の2週間目以降110～120/70～85 mmHgで安定するようになった。

3. 今後の課題

この結果に至るまでには試行錯誤があり，かなりの時間がかかった。日々の業務のなかで，多くの症例を体験し，その結果を経験値として蓄積していくことにより，より多くの成果をあげることができると考える。

考 察

今回は，パーキンソン病・関節リウマチ患者の服用時間の変更によるコンプライアンスの向上と，副作用で気になっていた幻覚の消失，さらに，日内血圧の安定を処方変更により成功した症例を報告しました。しかし，薬の効果や副作用は人によって千差万別です。既定概念にとらわれずに患者の軽微な変化を見逃さずに対応することが必要だと思います。まずは，疑うことから始めることではないでしょうか？

中山　邦（シーエスグループ）

Dr. ハザマのコメント

薬はのんだあとが勝負，ということを折に触れてお話ししていますが，本事例はそのことを改めて感じさせられます。少なくない種類の薬を服用する患者さんに，ただ単に調剤して服薬指導を行って終わるだけであれば，薬剤師の専門性のみならず，やりがいも極めて希薄になっていきます。

しかし，薬剤師自身が薬を出したあともフォローし「薬はのんだあとが勝負」との思いを胸に患者さんをみると，バイタルサインやフィジカルアセスメント，患者宅への訪問や医師へのフィードバックは自然に行えるようになってきます。本事例での薬剤師が考えチェックしたうえで行った種々の行動は，ぜひ参考にしていただきたいと思います。

第1章 事例報告 在宅療養患者の問題点を解決する
3. 薬の副作用や体調の異変の問題を解決する

2 薬による過鎮静の可能性に，段階的な減薬で対応した事例

症例　70代女性　要介護度4

診断名　くも膜下出血（交通動脈瘤破裂），高血圧症，右大腿骨頸部骨折（人工骨頭置換術），関節リウマチ，SLE，心房細動，正常圧水頭症（脳室腹腔シャント術）。

利用中のサービス　訪問診療，訪問薬剤管理指導，施設入所（住宅型有料老人ホーム）。

介入時の処方内容・当該処方薬の服用期間

ランソプラゾール口腔内崩壊錠 15mg	1回2錠	朝食後
プレドニゾロン錠 5mg	1回1錠	朝食後
アムロジピン口腔内崩壊錠 2.5mg	1回1錠	朝食後
ワルファリンカリウム錠 1mg	1回1錠	朝食後
ワルファリンカリウム錠 0.5mg	1回1錠	朝食後
メキタジン錠 3mg	1回1錠	朝夕食後
ジフェニドール塩酸塩錠 25mg	1回1錠	毎食後
プロピベリン塩酸塩錠 10mg	1回2錠	夕食後
バルプロ酸ナトリウム錠 200mg	1回1錠	夕食後
トラゾドン塩酸塩錠 25mg	1回1錠	寝る前
ラメルテオン錠 8mg	1回1錠	寝る前
センノシド錠 12mg	1回1錠	寝る前
葉酸錠 5mg	1回1錠	週1回 夕食後
メトトレキサートカプセル 2mg	1回1CP	週1回 朝夕食後
ドンペリドン錠 10mg	1回1錠	毎食直前

・服用期間は不明

他科からの処方薬，OTC薬，健康食品など　該当なし。

受診・服用開始の経緯　20年前より難病（SLE）発症。9カ月前に自宅で頭痛があり，救急搬送され，動脈瘤破裂のため手術。経過中に水頭症が見つかり，シャント術施行。その後，入院中に転倒し右大腿骨頸部骨折（人工骨頭置換術施行）。リハビリのうえ状態安定後退院，そのまま有料老人ホームに入所。

患者背景，服薬状況　動脈瘤破裂から立て続けに手術を受けられ，ご自身の状況がよくわかっていない。服薬に関しては，入院前は自己管理されていたが，入院中は渡される薬をそのまま服用しており，何を服用しているか，わかっていない状況。

特別な医療の状況　なし。

患者の生活状況　食事は1日3食で良好，便秘，日中傾眠あり。夜間睡眠問題なし。

患者の精神状況　きちんとした性格であり，リハビリにも積極的に取り組むなど，自分で決めたことはやり通すという意志の強い面がある。

患者の社会状況　長女と同居していたが，共働きで昼間独居になり，介護が難しい状況。また本人も，家族には迷惑をかけたくないという希望あり。

薬剤師による介入の経緯 急遽老人ホームへの入所が決まり，持参薬の整理，服用薬の確認のため老人ホームの施設長，担当ケアマネジャーから介入要請あり。処方医からも服用薬の多さについて相談を受けた。

共同指導などへの参加状況 介護保険の担当者会議に参加。参加できないときは連絡表で情報伝達。

経過説明，薬剤師の関わり 退院から入所までの時間が短く，持参薬，服用薬の整理，確認ができておらず，薬の副作用から新たな薬が追加されている可能性が考えられた。

医療・介護チームなどからの情報

患者の訴え，療養に関する意向 何を服用しているか知りたい，との患者の意向あり。

医師からの情報 服用薬が多いが，入院していた病院には救急搬送されて入院しており，経緯が不明なことも多い。必要でない薬剤があるように考えられるので，減薬をしていきたいが，日々の体調変化を把握することは時間的に難しい。

ケアマネジャーからの情報 表情が暗く，立つことができない。1日中ボーッとしている印象。

薬学的視点からみた事例の問題点（目のつけどころ）

❶ 話しかけてもボーッとしている印象。服用薬に鎮静の可能性のある薬剤が多く，薬剤による過鎮静の可能性あり。

❷ 病名と服用薬との関連が不明。服用開始時期が不明だったり，現在では症状がみられないものもあり，服用理由が不明の薬剤がある。

問題解決のためのアプローチ

1. 問題解決のための支援内容

①副作用症状が重複するもの，特に眠気，ふらつきの副作用が出る薬剤を確認（表1）。

②処方意図を推察（表2）し，処方意図の不明な薬剤に対しては，現在も症状があるか確認を行い，医師に伝達。

2. 結果（改善点）

患者や介護スタッフなどから吐き気，食欲などに問題がないことを確認し，処方医に報告するとともにドンペリドン頓服対応を提案。その後（14日後），必要がないとの判断から処方中止に。

患者の表情が少し明るくなり，受け答えも改善したところで，かゆみ，鼻水症状について症状がないことを確認して処方医に報告し，メキタジンが処方中止に。朝食後の眠気が改善。

夜間睡眠状態は問題なく，うつ傾向があるかは本人や家族に確認し処方医に報告。その結果，トラゾドンとラメルテオンを処方中止とする，というように，日々の症状，体調をヘルパーにも聞き取りを行いながら確認し，体調変化を処方医に報告する

表1 処方薬の副作用に関する情報

薬剤名	副作用
ランソプラゾール	(0.1〜5%未満) 眠気, (0.1%未満) めまい, (頻度不明) 倦怠感
プレドニゾロン	(頻度不明) めまい
アムロジピン	(0.1〜1%未満) めまい, ふらつき, (0.1%未満) 眠気
ワルファリンカリウム	記載なし
メキタジン	(2.17%) 眠気, (0.46%) 倦怠感
ジフェニドール	(0.1〜5%未満) 浮動感・不安定感, 傾眠
プロピベリン	(0.1〜5%未満) めまい, (0.1%未満) 眠気
バルプロ酸ナトリウム	(5%以上) 傾眠, (0.1〜5%未満) 倦怠感, (頻度不明) めまい
トラゾドン	(0.1〜5%未満) 眠気, めまい・ふらつき, 頭がボーッとする
ラメルテオン	(3.4%) 傾眠, (0.5%) 倦怠感, (0.5%) 浮動性めまい
センノシド	(頻度不明) 疲労
葉酸	(頻度不明) 全身倦怠感
メトトレキサート	(0.1〜5%未満) めまい, (0.1%未満) 眠気
ドンペリドン	(0.1%未満) 眠気, めまい・ふらつき, 錐体外路症状, (過量投与) めまい, 見当識障害が起こるおそれ

(添付文書の副作用欄「精神神経系」,「その他」より抜粋)

表2 推察される処方意図

薬剤名	処方意図（推察）	現在も症状あり
ランソプラゾール	潰瘍予防？（ただし用量多い？）	？
プレドニゾロン	SLE, 関節リウマチ	○
アムロジピン	高血圧症	○
ワルファリンカリウム	心房細動による血栓形成予防	○
メキタジン	かゆみ？ じんましん？ 鼻炎？ 喘息？	×
ジフェニドール	めまい（薬剤の副作用？）	？
プロピベリン	水頭症による尿失禁	？
バルプロ酸ナトリウム	けいれん？	×
トラゾドン	うつ, 不眠？	×
ラメルテオン	不眠？	×
センノシド	便秘症（副作用？）	×
葉酸	メトトレキサートの副作用予防	○
メトトレキサート	関節リウマチ	○
ドンペリドン	悪心, 胸焼け？	×

という方法で，3カ月かけて少しずつ減薬を提案した（表3）。

最終的に，ランソプラゾール口腔内崩壊錠15mgも1回2錠から1錠への減量。メキタジン錠3mg，ジフェニドール塩酸塩錠25mg，バルプロ酸ナトリウム錠200mg，トラゾドン塩酸塩25mg，ラメルテオン錠8mg，ドンペリドン錠10mgの6種類が中止となった。

減薬に伴い，日中の傾眠がなくなり，めまい，ふらつきが改善され，入所当初は車いすでの移動にも補助が必要な状態だったが，減薬後は歩行器を使って，数m歩けるまでになった。また，表情も明るくなり，笑顔が見られるようになった。

表3 薬剤師の介入による減薬

薬剤名	介入結果
ランソプラゾール	1日30mg→15mg
プレドニゾロン	継続
アムロジピン	継続
ワルファリンカリウム	継続
メキタジン	症状がないことを報告→中止
ジフェニドール	中止
プロピベリン	継続
バルプロ酸ナトリウム	中止
トラゾドン	症状がないことを報告→中止
ラメルテオン	症状がないことを報告→中止
センノシド	継続
葉酸	継続
メトトレキサート	継続
ドンペリドン	頓服に変更→最終的に中止

(色文字は変更点)

3. 今後の課題

　まだ副作用が疑われる薬剤もあるが，減量，中止の影響が今後出てくる可能性は否定できず，継続して確認が必要。

　服用薬を患者本人が把握したことの影響で，副作用の疑いから必要と思われる薬剤についても中止，減量できないかという相談を患者本人から受けており，服用意義について継続して丁寧に説明する必要が出てきている。

考　察

　薬剤の追加は症状（副作用も含め）に対し，段階的に行われていたと思われ，症状が改善されているのにもかかわらず漫然投与の状態が続いていたことが疑われる事例でした。これに対し，一度に減薬・中止するのではなく，段階的に減薬に取り組むことで，その影響を観察することができました。

　薬剤の中止・減量に伴い，過鎮静が改善したことから，患者本人に症状，体調を確認できるようになったことも成果と考えています。施設スタッフと連携しながら，医師の訪問できないタイミング，回数も多く訪問しながら，段階的に医師に報告や提案を行うことができ，患者の体調悪化が生じることなく，過度の鎮静を改善できました。

山浦　剛（コーナン薬局　リーフ薬局）

Dr. ハザマのコメント

　慢性疾患が多い高齢者にとって，現在服用中の薬が，いつ，どんなタイミングで，何を意図して処方されたかを理解しづらい場合も多く存在します。私自身は，薬剤師が医師にフィードバックするときに「漫然投与」，「Over Dose」，「副作用」の3つが起こっていると考えて，処方内容と患者さんの状態を見比べることが大切だと考えてきました。

　本事例は，まさに，その問題に真正面から取り組んだ一例です。患者さんの状態（特に良くない状態）が，服用している薬で起こっている可能性があるとすれば，それを薬剤師の専門的見地からアドバイスしてもらえることは，医師にとってありがたいことです。

　そして，処方が変わったあとは，薬剤師もきちんと医師といっしょにフォローアップしていくことで，チーム医療の関係はより強固なものになっていくのではないでしょうか。

第1章 事例報告 在宅療養患者の問題点を解決する
3. 薬の副作用や体調の異変の問題を解決する

3 患者の薬剤管理能力に応じた処方提案が奏功した事例

> **症例** 80代男性 要介護度4

診断名 認知症, 慢性閉塞性肺疾患(発作あり), 高血圧症, 前立腺肥大症, 胆嚢結石症, 耳鳴(右)。

利用中のサービス 訪問診療, 訪問薬剤管理指導, 施設入所(住宅型有料老人ホーム)。

介入時の処方内容・当該処方薬の服用期間

シロドシン錠 4mg	1回1錠	朝夕食後
アジルサルタン錠 20mg	1回1錠	朝食後
ラメルテオン錠 8mg	1回1錠	寝る前
六君子湯	1回2.5g	毎食前

- 上記服用期間は不明

アンブロキソール塩酸塩錠 15mg	1回1錠	毎食後
プロカテロール塩酸塩 10μg 吸入 100回用	1回20μg 発作時	1日4回まで

- 上記2剤が追加

他科からの処方薬, OTC薬, 健康食品など 該当なし。

受診・服用開始の経緯 グループホームで暮らしていたが, 会話する人があまりおらず, いろいろな方と会話をしたいという希望があり, 有料老人ホームへ転居され往診開始。それと同時に薬剤師の訪問も開始。今回, COPDによる咳発作の訴えから, 吸入薬などが追加処方された。

患者背景, 服薬状況 妻の介護で自ら薬剤管理をしていた経験から, 頓服薬, 外用薬は自己管理できると言って, 吸入薬を介護スタッフが管理することを聞き入れない。一方, 定期薬の管理ができないことは理解あり。

特別な医療の状況 なし。

患者の生活状況 食事は1日3食で良好。快便。

患者の精神状況 明るい性格であるが, 頑固なところがある。

患者の社会状況 タクシー運転手をしながら妻の介護をしていたが, 4年前に妻を亡くし独居となり, 認知症を発症。近所に住む次男夫婦は共働き。

薬剤師による介入の経緯 医師から薬剤師による服薬状況確認, 服薬指導の希望あり。

共同指導などへの参加状況 介護保険の担当者会議に参加。参加できないときは連絡表で情報提供。

経過説明, 薬剤師の関わり 施設スタッフが説得しても薬剤の管理について納得せず, 吸入手技についても不安あり。施設スタッフも含め薬剤への理解が必要。

医療・介護チームなどからの情報

患者の訴え，療養に関する意向 咳発作を抑えたい。咳が出たときに手元に薬がないのは嫌。

医師からの情報 外用薬の手技，使用方法に不安があるが，使いたいときに自分で持っていないと意味がないと強く主張するので，自己管理としてみたい。本人の訴えなので実際の発作の頻度は不明。吸入デバイスのカウンターで，発作頻度がわかるかもしれない。

ケアマネジャーからの情報 頑固なところがあり，施設スタッフからの説得は難しいときがある。吸入剤の使用方法については施設スタッフにも指導してほしい。

薬学的視点からみた事例の問題点（目のつけどころ）

❶ 手技については理解したが，時間感覚が乏しいため十分な間隔をとることが難しい。
❷ 発作が定期的にあるのであれば，発作時の対応だけではなく，定期使用薬追加の必要がある。

問題解決のためのアプローチ

1. 問題解決のための支援内容

① 手技と使用間隔について，ご本人だけでなく施設スタッフにも説明し，定期的に使用量（カウンター）を確認してもらうようにした。
② 体調，使用状況（図1）を踏まえ，処方提案を行った。

2. 結果（改善点）

薬剤説明・交付5日目にけいれん，頻脈があり，医師が臨時診察。バルプロ酸ナトリウムの投与量について相談を受けた。吸入薬の使用状況を確認すると一晩で8回使用してしまったための副作用と考えられ，バルプロ酸の追加ではなく，吸入薬の中止

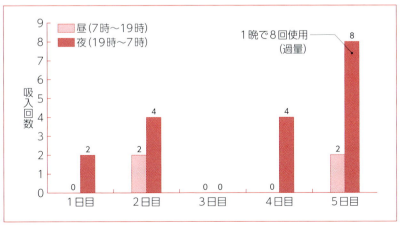
図1　吸入使用頻度

とツロブテロールテープ1mg（1日1枚）開始を提案し，処方医が処方変更した。

当初，患者本人は吸入薬を取り上げられたと不満を訴えたが，ツロブテロールテープ開始後に咳嗽が改善されたことから，訴えもなくなった。また，けいれんや頻脈などの副作用もなく過ごしている。

3. 今後の課題

症状を抑える目的は達成できたが，薬剤を使い過ぎたという認識はなく，薬を取り上げられてしまったという認識が残ってしまった。十分な信頼関係を築くために時間と工夫が必要。

考察

吸入薬が追加処方される際に，自己管理では難しく過量使用の危険性があると考え，ツロブテロールテープを提案しましたが，採用されませんでした。その後，使用状況を確認し，発作頻度，過量投与による副作用の可能性を報告し，定期使用の必要性が判明したことで処方提案が採用され，副作用対策としての処方（バルプロ酸ナトリウム）が追加されることはありませんでした。

振り返って考えると，最初の提案の際には実際の発作頻度を把握できておらず，説得力に乏しかったことが考えられます。最初からツロブテロールを使用していれば，副作用を経験することはなかったかもしれませんが，かえって薬剤の効果，必要性がわからなかった可能性も高いと考えられます。また，ツロブテロールテープの用量についても，効果と副作用のバランスをとることができたといえます。

処方提案はさまざまな要素を勘案する必要がある，と考えるきっかけとなった事例でした。

山浦　剛（コーナン薬局　リーフ薬局）

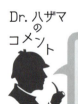

Dr. ハザマのコメント

「医師は薬剤師のいうことは聞かないのではないか」という感覚を持っている薬剤師は少なくないと思います。現在の外来処方箋調剤業務での疑義照会の受け入れ状況などを考えると，その感覚は無理もないと思います。しかし，なぜ，聞かないのかという理由についても考えてみると，その解決策も見えてきます。

私自身は，薬剤師から医師へ提供されている情報の多くが，医師にとっては「ニュース」ではないからだと思います。本事例で薬剤師の処方提案が受け入れられているのは，日頃の医師と薬剤師の関係が構築できているということもあるでしょうが，やはり，薬剤師が「ニュース」を提供しているからだと思います。「ニュース」になるためには，①時期的に新しいこと，②内容的に新しいこと，の2つがあると思いますが，投薬後の患者の状態を報告するということで①が，薬学的に現在の患者の状態が説明できると伝えることで②が満たせた本事例では，医師と薬剤師のコラボレーションが，ごく自然に行えているのだと思います。ぜひ，本事例のアプローチや薬剤師の立ち位置を，考えるきっかけにしていただきたいと思います。

第1章 事例報告 在宅療養患者の問題点を解決する
3. 薬の副作用や体調の異変の問題を解決する

4 ADL低下のチェックが奏功した事例

症例 80代男性 要介護度3

診断名 認知症, 下肢浮腫。

利用中のサービス
　　医療系サービス：訪問診療, 訪問薬剤管理指導, 訪問リハビリ。
　　介護系サービス：施設入所（住宅型有料老人ホーム）, 日中はデイサービス利用, レンタル利用（車いす）。

介入時の処方内容・当該処方薬の服用期間

アスパラカリウム散50%	1回0.4g	1日3回 食後
ニセルゴリン錠5mg	1回1錠	1日3回 食後
ツムラ抑肝散エキス顆粒	1回2.5g	1日3回 食前
フロセミド錠20mg	1回0.5錠	1日1回 朝食後
リスペリドン錠0.5mg	1回1錠	1日1回 夕食後
ドネペジル錠5mg	1回1錠	1日1回 就寝前
メマンチン錠20mg	1回1錠	1日1回 就寝前

他科からの処方薬，OTC薬，健康食品など なし。

受診・服用の経緯 上記処方以外ほとんど不明。

患者背景，服薬状況 認知機能低下が著しく, 性的逸脱行為が目立つ。配偶者, 娘はわかるが, 息子はわからない様子。寝たきりでほとんど会話できない。1時間の座位保持も難しい。

特別な医療の状況 なし。

患者の生活状況 時間をかければ食事摂取はおおむね良好。ただし, 嚥下に時間がかかる。

患者の精神状況 性的逸脱行為を止められると怒る。その他, 性格は温厚。

患者の社会状況 家族が施設にて数カ月に1回の面談。

薬剤師による介入の経緯 医療・介護チームへの情報がほとんどなく, 入所初日, 持参薬の薬学的視点から見た問題点を医師と検討していくこととなった。

共同指導などへの参加状況 なし。

医療・介護チームなどからの情報

患者，家族の訴え，療養に関する意向 不明。
医師からの情報 処方以外不明。
ケアマネジャーからの情報 不明。

薬学的視点からみた事例の問題点（目のつけどころ）

❶ 薬理作用からみた処方内容への疑問。
❷ 自立歩行していた患者が数カ月で寝たきりで会話ができない状況になったことに薬剤の影響はないか。
❸ 薬剤性の異常行動の可能性。

問題解決のためのアプローチ

1. 問題解決のための支援内容

(1) 医師との処方の再検討

　アスパラカリウム散の量が通常の量より少ない一方で，K を排泄するループ系利尿薬のフロセミドを服用中。嚥下レベルが落ちているなかで水分摂取量も減っている可能性があるため，フロセミドの必要性とカリウム値を検査して用量の再検討を提案した。

(2) 薬剤による ADL 低下の可能性の検討

　数カ月前は自立歩行していたとのことだが，性的逸脱行為以外の経緯の引き継ぎはなし。話すこともままならない状況で，リスペリドンが必要か再検討。リスペリドンの処方量は少ないが，医師には，かりに薬剤過敏性の認知症であれば ADL を低下させる可能性があることを説明。

(3) 薬剤性の異常行動の可能性

　ドネペジル，メマンチンの薬剤過敏性の認知症であれば，この用量でも興奮を誘発する可能性があり，性的逸脱行為を起こしていた可能性があることを医師に説明。他にも興奮させる可能性があるニセルゴリンについても再検討を提案。

2. 結果（改善点）

(1) 処方の整理から 14 日後まで

　血液検査の結果，低カリウム血症であったため，アスパラカリウム散は増量となった。利尿薬はフロセミドからカリウム保持性のスピロノラクトンに変更し経過観察。
　レビー小体型認知症の疑いがあるため，ドネペジルとメマンチンは中止，リバスタッチパッチに変更し経過観察。抑肝散による抑制の可能性も考え，処方をいったん中止し必要に応じ検討することに。
　患者は特にリスペリドンを服用すべき状況ではないことから，リスペリドンを中止。その他の興奮を起こしやすい薬剤も中止し経過観察。
　整理後の処方は表1のとおり。
　14日間の経過観察後，日中は車いすに長時間座って生活できるまで ADL が改善した。

(2) 1 カ月後から現在まで

　1 カ月後，歩行器を使用してのリハビリを開始できるようになった。その際に，摺り足歩行や片足の動きが不十分であることが確認されたため，レビー小体型認知症によく見られるパーキンソン様症状の疑いが出ていないか医師に相談した。
　スピロノラクトンへの処方変更後，下肢浮腫の悪化はないことを確認したが，中止できるほどの改善はみられなかった。
　その後さらに ADL が改善し，食事介助もなく自分で完食するようになり，血糖値の上昇がみられた。最終的な処方は表2のとおりである。

表1　整理後の処方

アスパラカリウム散 50％	1回 1.5 g	1日 3回 食後
スピロノラクトン錠 25 mg	1回 1錠	1日 1回 朝食後
リバスタッチパッチ 9 mg	1回 1枚	1日 1回 貼付

表2　最終的な処方

ツムラ牛車腎気丸エキス顆粒	1回 2.5 g	1日 3回 食前
アスパラカリウム散 50％	1回 1.5 g	1日 3回 食後
メネシット配合錠	1回 1錠	1日 3回 食後
スピロノラクトン錠 25 mg	1回 1錠	1日 1回 朝食後
リバスタッチパッチ 9 mg	1回 1枚	1日 1回 貼付

3. 今後の課題

寝たきりから歩行運動ができるまでに ADL が改善し，今後は栄養管理も含めたリハビリを行っていく必要がある。随時バイタルチェックを行い，季節的な水分摂取量，血糖値，カリウム値の変化，体重変化にもアンテナを立て，副作用を早期発見していくことが課題となる。

考　察

認知症薬が出ている場合，その用量と向精神薬など併用薬への反応を必ず確認する必要があります。筆者は，患者の状態に適した処方であるかについて，患者の状態の経過と薬剤の経過を比べ，薬剤過敏性・ADL の低下の疑いがないか最初に確認するようにしています。

処方の変更や状況の変化があるときだけでなく，定期的にバイタルチェックを行い，適正使用や副作用の早期発見の確認をすることで，患者の低下した ADL を改善でき，さらに医療費削減にも貢献できたと考えています。

坂井　美千子（株式会社薬心堂　さかい薬局グループ）

Dr. ハザマのコメント

薬剤性に認知症様症状を来すことは，徐々に知られるようになってきています。しかし，知識として知っていることと，それが目の前の患者さんで起こっているかを考えるのは，現在の薬剤師業務では不可能ではありませんが，容易でもありません。

本事例では，十分な情報提供がない状態ではありますが，薬剤師が現在の処方と患者さんの状態をつぶさに観察して，なぜ，この薬剤が投与されているのか，ということと，この症状はこの薬剤の影響ではないのかという観点から，患者の「謎解き」に取り組んでいます。

その「謎解き」があっていたかどうかは，処方変更後も継続してフォローアップすることで薬剤師自身で判断し，医師に継続して情報を提供していくことができるでしょう。本事例のアプローチをぜひ，ご参考にしていただければと思います。

第1章 事例報告 在宅療養患者の問題点を解決する
3. 薬の副作用や体調の異変の問題を解決する

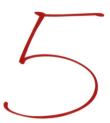

5 バイタルサインのチェックで体調異変に気づいた事例

症例 70代女性　要介護度5

診断名　卵巣がん術後再発（子宮全摘出術＋両側付属器摘出術＋大網切除術），がん性腹膜炎。
（既往歴）乳がん手術，脳動脈クリッピング，胆石手術，胸椎圧迫骨折。

利用中のサービス
医療系サービス：訪問診療，訪問看護，訪問薬剤管理指導，訪問リハビリテーション。
介護系サービス：訪問介護，福祉用具貸与（介護ベッド）。

介入時の処方内容・当該処方薬の服用期間

フェンタニルクエン酸塩テープ 2mg	1回1枚	1日1回 貼付
ランソプラゾール口腔内崩壊錠 15mg	1回1錠	1日1回 夕食後
ベタメタゾン錠 0.5mg	1回2錠	1日2回 朝昼食後
エトドラク錠 200mg	1回1錠	1日2回 朝夕食後
ツムラ六君子湯エキス顆粒	1回2.5g	1日2回 朝夕食前
ツムラ大建中湯エキス顆粒	1回5.0g	1日3回 毎食間
酸化マグネシウム錠 330mg	1回2錠	1日3回 毎食後
プレガバリンカプセル 25mg	1回0.5C	1日1回 寝る前
ゾルピデム酒石酸塩錠 5mg	1回1錠	1日1回 寝る前
エチゾラム錠 0.5mg	1回1錠	1日1回 寝る前
ピコスルファートナトリウム液	1回量調節可	便秘時
エンシュア・リキッド	1回1缶	飲める範囲で服用
アレンドロン酸ナトリウム水和物錠 35mg	1回1錠	1日1回 起床時（週1回）

他科からの処方薬，OTC薬，健康食品などの内容・使用期間　乳製品でアレルギー歴あり。入院中にペンタゾシン注射液で気分不良あり。

受診・服用開始の経緯　卵巣がん術後の化学療法目的での入院中に処方あり，退院後もそのまま継続となった。X年に化学療法により腎盂腎炎を発症し治療終了となり，以後BSC（best supportive care）となる。

患者背景，服薬状況　服薬については，本人の自己管理を確認する形で最初はしていたが，病状進行に伴い娘さんが主体となり，指導・助言をしながら支援していた。腹水貯留が著明になり，病院受診や自宅での腹水穿刺での対応が行われていた。ふらつきあり付き添いが必要で杖歩行。体重は腹水量の影響もあるが，34kg前後を推移していた。

特別な医療の状況
- 医療用麻薬による疼痛管理。

- 必要時に腹水穿刺。
- 在宅酸素療法施行。

患者の生活状況 介入当初より，食事・更衣・排泄・移動・清潔・洗面は一部介助の状態であり，病状の進行に伴い，ADL低下がみられ介護の必要度が高まった。喫煙・飲酒はなし。玄関を入ってすぐ16段の階段を上った2階が生活の場になっている。

患者の精神状況 特に問題ない。

患者の社会状況 夫（難聴で脳梗塞既往あり，週2回デイサービス）と長女（うつ病），次男と同居。娘も仕事をしており，日中独居になることも多かった。経済状況は特に困っているとのことはなかった。

薬剤師による介入の経緯 腹水貯留など悪液質による影響もあり，ベタメタゾン錠0.5mgが処方され身体のだるさは改善したが，副作用確認のため口腔を確認したところ，口腔カンジダ様の状態であったため，医師に連絡をとり，抗真菌薬の処方追加となった。痛みや浮腫の状態を考慮して，薬剤調整を医師と協働で行った。

共同指導などへの参加状況 退院時共同指導に参加し，診療情報などの収集および在宅療養上の経過について意見交換を行った。サービス担当者会議自体には呼ばれなかったものの，薬に対する意見を求められたため，ケアマネジャーを通じて，薬剤による影響など周知した。

経過説明 （X-4）年頃から腹水のため，病院を受診し，化学療法（ドセタキセル水和物・カルボプラチン（DC），イリノテカン/マイトマイシンC，ドキソルビシン塩酸塩リポソーム注射剤）を繰り返し，手術も行っていた（子宮全摘出術＋両側付属器摘出術＋大網切除術）。（X-2）年9月からオキシコドン錠とアセトアミノフェン細粒で疼痛コントロール開始。X年に化学療法により腎盂腎炎を発症し治療終了となり，以後BSCとなる。外来フォロー中から腹水穿刺を施行していた。

医療・介護チームなどからの情報

患者・家族の訴え，療養に関する意向 （本人）入院でまた足の力が弱まってしまって，せっかく近所の散歩などできるようになったのに振り出しに戻ってしまったので，家でリハビリを受けて外出などできるようになりたい。（家族）本人も病気のことや家のことなど不安になることはあると思うが，自分たちはできる限りのことはしたい。昼間仕事があり家にひとりになる時間もあるので，その時間が一番心配。

医師からの情報 （病院医師）腹水貯留に伴いさまざまな症状が引き起こされており，退院後にも急速に生じる可能性があり，ある程度溜まったら抜くという対処をしていたので，在宅移行後も対処が必要になると思われる。腹部膨満感に伴う呼吸困難が発症しないように消化管機能を管理する必要がある。経口は少ないので脱水に注意が必要である。腎機能低下と高K血症に注意が必要である（表1）。（在宅医師）減薬の希望もあるので，徐々にようすをみながら減らしていく方針。

ケアマネジャーからの情報 今まで通院で治療を行ってきたが，在宅医療へ切り替えることで不安もあるかと思うので，関係者が連携をとって説明や支援を行って，少しでも不安が解消できたらと考えている。

表1　入院中から退院後の検査値経過

	X年7月 (退院時カンファ ランス時)	X年8月上旬	X年8月下旬
クレアチニン (mg/dL)	1.37	2.47	2.22
eGFR (mL/min)	30	16	17
尿素窒素 (mg/dL)		78.7	95.1
血色色素 (g/dL)		10.1	10.8
総蛋白 (g/dL)		5.8	5.4
アルブミン (mg/dL)		2.5	2.1
尿酸 (mg/dL)		8.1	11.1
AST (U/L)		26	21
ALT (U/L)		29	23
LD (IU/L)		273	264
ALP (IU/L)		430	389
γ-GTP (IU/L)		81	79
K (mEq/L)		6.0	6.1
Ca (mEq/L)		7.2	7.7
TSH (μIU/mL)		7.78	
FT3 (pg/mL)		1.09	
FT4 (ng/mL)		0.52	

薬学的視点からみた事例の問題点（目のつけどころ）

❶日中独居になることから，服薬状況の確認が必要。
❷病状の変化に伴う処方調整：疼痛や腹水貯留，口腔内状況に対する対処と経過観察。
❸服用歴を確認し，現在の治療方針について医師と協議が必要。

問題解決のためのアプローチ

1．問題解決のための支援内容

(1) 服薬状況の確認

　　日付印字の一包化調剤を行い，服薬カレンダーでの管理を行う。実際の服用状況については本人および介護者にモニタリングし，調剤方法や配薬方法など微調整した。また，病状の進行に伴い内服困難感が強まった際，簡易懸濁法による与薬方法について介護者へ説明を行った。

(2) 病状の変化に伴う処方調整

　　【腹水・浮腫】　在宅介入1週間ほどで腹水増加が顕著になり，利尿薬が開始となった。まずはループ系利尿薬アゾセミド錠60mgが処方された（血圧122/88mmHg，脈拍67/分）。しかし，浮腫（図1）や腹水に対する効果は不十分であったため，利尿効果の増強のため，サイアザイド系利尿薬トリクロルメチアジド錠1mgを提案し，処方追加になった。その際，電解質異常についての対処も必要であったが，血圧が84/58mmHgに下がり，脈拍が84/分に増加して，自覚症状としてもふらつきが強

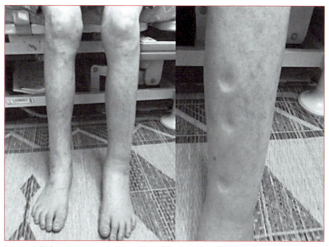

図1 浮腫のようす　左足に浮腫が強くみられる

まっていることを確認し，処方追加に伴うふらつきの増強も考えられ，生活面での注意を促した。

【口腔乾燥】　入院して施行した腹水穿刺後，退院してから口腔乾燥の訴えが強まり，うがい薬の処方希望が出た。口腔乾燥の状況が強いことから，含嗽用アズレンスルホン酸ナトリウム水和物顆粒 0.1％（10 g）/グリセリン（60 mL）/精製水（440 mL）を混合調製したうがい液（以下，アズレン・グリセリンうがい薬）を処方提案し，使用目的や使用方法など説明した。

【口腔カンジダ】　在宅介入3週間ほど経過した頃，本人から味覚障害や口腔乾燥の訴えがあり，口腔内を確認したところ，口腔カンジダ症が疑われる状態（図2）になっていた。本症例では他剤との相互作用や本人の手技面を考慮して，抗真菌薬アムホテリシンBシロップ（5 mL）/精製水（500 mL）を混合調製したうがい液（以下，抗真菌液）処方を提案し，使用目的や使用方法など本人および家族へ説明を行った。

【疼痛】　疼痛の増強は介入後にはなく，フェンタニルクエン酸塩テープ2 mgで維持できていたが，レスキューはオキシコドン速放散を服用していた。覚醒レベルが低下したことから，経口困難な場合のためにモルヒネ塩酸塩水和物坐剤の追加も行われ

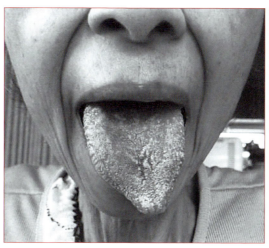

図2　口腔カンジダ発見時のようす　　〔文献1）より〕

た．モルヒネ坐剤の使用方法や作用の面での注意点など説明した．
(3) 服用歴の確認と治療方針について医師と協議
　在宅介入後，喉の痞えの訴えがあり，以前の病歴および服用歴の確認を医師とともに行ったところ，甲状腺機能低下症治療の治療薬が中止のままになっていることを確認した．現状の把握のため血液検査を行ったところ，TSH 7.78，FT3 1.09，FT4 0.52 であることを確認し，レボチロキシンナトリウム錠50μgが処方追加となった．

2．結果（改善点）
(1) 服薬状況
　服薬カレンダーの利用により，自宅での薬剤管理は徹底され，介護者が迷いなく与薬できる環境の整備ができた．内服困難感が強まり嚥下状態が悪くなった際，簡易懸濁法による介護者による与薬を行うことができた．
(2) 病状の変化に伴う処方調整
　【腹水および浮腫】　利尿薬の開始および二剤併用を行ったものの腹水貯留の進行は止まらず，いったん入院となり腹水穿刺が施行された．
　【口腔乾燥】　アズレン・グリセリンうがい薬の使用により，口腔乾燥は緩和した．2日に500mLのペースで使用した．
　【口腔カンジダ】　抗真菌液を数日使用し，口腔カンジダ症状は改善した．
　【疼痛】　内服困難になり，疼痛時の対応としてモルヒネ塩酸塩水和物坐剤が使用され，疼痛緩和でき，傾眠傾向が持続することはなかった．
　【服用歴の確認による治療方針について医師と協議】　レボチロキシンナトリウム錠服用後，喉の通りが良くなった気がするとの自覚症状の変化が確認できる発言も聞かれ，効果を実感していることを確認した．

3．今後の課題
　本人への介入段階から，夫は体格も大きく難聴で言動が強く精神的に不安定になりやすいことが不安視されており，うつ病の娘への負担が本人の亡くなった後の，生活全体の遺族のケアが課題として挙がっていた．

考察

　退院時カンファランスから在宅チームスタッフが揃って病院チームスタッフとともに，自宅での療養へ向けた引き継ぎをする場面を，本人および家族が退院前に確認し，退院されたことでスムーズな在宅介入が行えました．薬剤師には療養上の薬に関する不安の窓口や必要となる物品の手配などの機能が対応できることを病院および本人・家族が知ることで，ちょっとしたことが聞ける関係性構築に大きく影響したものと考えます．
　服薬については，娘をはじめ介護にあたる方に対し，迷いなく与薬できる環境整備を早期の段階で構築し，服薬へのストレスを軽減することができました．病状の変化によって，薬剤が追加・変更されていく際に，変更内容をお伝えしていくことで，今どのような薬物療法が行われているかを知ることができたと感じています．
　本症例は終末期の状態であり，アルブミン低値で腹水貯留し悪液質の存在が明らかであり，著明な全身倦怠感があり，今回はその改善を目的にコルチコステロイドのベタメタゾン錠を使用しました．本人は，「食事がおいしくなくなった」や「口が渇く」

などのコメントを話すことが多くなり，口腔状態の評価の必要性を示唆するメッセージだったと感じています．末期がん患者にベタメタゾンを使用した際に口腔カンジダ症が17％にみられ，コルチコステロイド全般では約30％に見られる報告があります[2]．また，味覚障害の主な原因として，薬剤性21.7％，特発性15.0％，亜鉛欠乏性14.5％，心因・精神疾患10.7％が挙げられ，口腔カンジダを含む口腔疾患も6.4％あることが報告されています[3]．さらに，舌カンジダ症の方への味覚検査では，18例中17例が異常を呈し，重症度は中等症異常という報告もありました[4]．通常は食道カンジダの疑いも考え，含嗽後にそのまま内服しますが，体力の低下により誤嚥リスクが高まった本症例においても，含嗽のみで内服まではせずに吐き出すという対応も行われ，状態変化に応じた服用方法の変更をお伝えすることの必要性が示唆されました．

　その他の薬剤についても簡易懸濁法により嚥下状態を考慮した服用方法の提案は薬剤師のすべきことなのかもしれません．薬剤師が効果だけでなく副作用の観点からもケアすることで，重症化防止に寄与できると考えます．

　病状の進行に伴いアズレン・グリセリンうがい薬と抗真菌液の2種類の液剤となったことから，使用方法の混乱が生じないように，訪問のたびに使用状況や使用方法の確認を継続して行ったことが，誤った使用を回避するうえでも大事だったと考えています．本症例のように明らかな色調の違う液剤であっても，介護の現場ではトラブルの原因になることもあるため，念には念を入れる対応も必要と思われます．

　腹水や浮腫が改善しない場合に，利尿薬の併用はしばしば行われますが，必ずしも改善効果が得られることばかりではありません．本症例では病状の進行が早く，最終的には腹水穿刺の必要が生じました．そんななかでも，利尿薬の併用においては，作用機序の異なる組み合わせを用いることで，併用効果を発揮できるように管理していくことが大事だと考えます．本症例では，第一選択としてループ利尿薬が用いられ，十分な改善効果が得られなかったため，追加処方が必要となりました．しかし，利尿薬が循環血液量に影響を及ぼした可能性が血圧変動において示唆され，追加したサイアザイド系利尿薬を服用した際は，めまいやふらつきなど生活面の指導も付加しておく必要がありました．水分のIN/OUTの変化が激しいため，体内の電解質バランスが乱れやすい環境になり，自覚する症状の変化に注視するよう心掛け，本人・家族へもその旨お伝えして見守りの強化を図る必要がありました．また，両利尿薬には副作用として高尿酸血症があり，本症例も高値であることは確認していましたが，著明な腹水貯留状態で利尿薬中止が妥当かどうかの判断を，医師とともに協議し服用継続しました．

　本症例において，疼痛時のレスキューの内服が困難になった際に，eGFR値17 mL/minや推定CCr値12 mL/minと腎不全状態は明らかでしたが，その当時はフェンタニルクエン酸塩の舌下錠やバッカル錠，オキシコドン注射薬が存在しなかったこともあり，腎排泄型のモルヒネ塩酸塩水和物坐剤が用いられました．腎不全状態であるため，効果の遷延化や増強が危惧されましたが，疼痛が強くなり他の薬剤では対処できず使用されました．現在は新たな製剤開発により，経口困難な状況でも，より安全な薬物療法の提供が実現できるものと考えます．

　本症例において，介入前の長い闘病期間の間で，甲状腺機能低下症治療が中断されてしまい，その情報が医師間で共有されていなかった可能性がありましたが，状態観察や処方歴の確認のなかで適切な処置を行うことができました．医療・介護情報のシームレスな提供の実現は，地域で安心・安全に療養する上では必須のものになると考えます．

　最後に，遺族へのケアは現状の在宅療養支援において大きな課題の一つと感じま

す。当事者のみで解決できない部分が多く，地域全体でのサポート体制の構築も必要になると考えます。本症例では，初盆にお伺いした際，主介護者であった娘からその後の生活への切実な思いをお聞きし，医療は生活のほんの一部に過ぎず，療養者やその家族をどう支えるかという仕組み作りの必要性を痛感しました。

まだまだ多くの課題が残されているものの，薬剤師が今の医療提供体制のなかで薬学の職能を発揮し続けていくことで，今まで解決できなかった問題も改善していける可能性は十分あり，地域包括ケアの中で機能していくことが必要と感じます。

手嶋　無限（長崎大学薬学部/開生薬局）

引用文献
1) 手嶋無限：現場で奮闘する訪問薬剤師の取り組み―地域包括ケアで機能する医療人を目指して―. 在宅薬学，1：5-10, 2014.
2) 緩和ケアマニュアル第5版，淀川キリスト教病院ホスピス編，最新医学社，2007.
3) 池田稔：味覚障害の原因．口咽科，16：181-185, 2004.
4) Sakashita S, et al：Taste Disorders in Healthy "Carriers" and "Non-Carriers" of Candida albicans and in Patients with Candidosis of the Tongue. The Journal of Dermatology, 31：890-897, 2004.

Dr. ハザマのコメント

抗がん薬や麻薬への薬剤師の役割も，現在，大きく変わりつつあります。従来までは，きちんと薬剤師が管理し，調整してお届けすることがメインでしたが，本書でも何度も触れているように，薬が体に入るまでの部分では，薬剤師の専門性を発揮することが難しくなってきました。在宅抗がん薬治療を行い，かつ，全身状態が良くない本事例で，薬剤師はお薬をお渡しするだけでなく，その後の経過の観察や結果の確認を行い，患者さんがその人らしく生活できることのサポートを行うところに，薬学的専門性を活かす可能性が広がっていると思います。

事例ごとにProblemを把握し，それぞれに薬剤師としての専門的見地から介入することは，在宅療養を行うがん患者にとっても極めて意義深いことです。

第1章 事例報告 在宅療養患者の問題点を解決する
3. 薬の副作用や体調の異変の問題を解決する

6 痛みのコントロール不良と麻薬への不安を改善した事例

症例 60代男性　要介護度2　石綿健康被害

診断名　胸膜中皮腫，肺がん。
利用中のサービス　訪問診療，居宅療養管理指導。
介入時の処方内容・当該処方薬の服用期間

オキシコンチン錠10mg	1回1.5錠	1日2回
マグミット錠330mg	1回2錠	1日3回 毎食後
ランソプラゾールOD錠30mg	1回1錠	1日1回 朝食後
ラキソベロン内服液		

他科からの処方薬，OTC薬，健康食品などの内容・使用期間　なし。
受診・服用開始の経緯　病院にて抗がん剤（5回）投与後，在宅緩和医療に移行。告知，予後のムンテラはしていない。急変時は入院も考慮。麻薬に対しての不安感大きい。
患者背景，服薬状況　告知されていない状況下での麻薬の使用。麻薬のイメージは負。
特別な医療の状況　なし。
患者の生活状況　以前は，朝から2時間の散歩。現在は6時起床，朝食。12時昼食，18時夕食。生活（食事・排泄）は，ほぼ自立。排便は便秘傾向。
患者の精神状況　性格は温厚。文学，果物が好き。以前は散歩するなど健康にも留意していた。
患者の社会状況　妻と2人暮し。
薬剤師による介入の経緯　病院での基礎治療を終了し，自宅での緩和治療のため在宅医療となる。麻薬を使用しており，麻薬への負のイメージの払拭，疼痛管理，排便コントロールのため介入開始。
共同指導などへの参加状況　なし。

医療・介護チームなどからの情報

患者の訴え，療養に関する意向　痛みを取ってもらいたい。普通の生活を送りたい。急変時は病院搬送してもらいたい。
医師からの情報　告知はしていない。疼痛コントロールができていない。排便コントロールも不良（便秘）。麻薬への恐怖感あり（増量への不安）。痛みによる食事量低下に伴う体力低下の心配あり。
ケアマネジャーからの情報　なし。

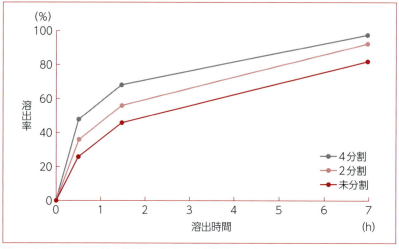

図1 オキシコンチン錠を分割した場合の溶出挙動の変化　　　（塩野義製薬社内資料）

薬学的視点からみた事例の問題点（目のつけどころ）

❶ 徐放性製剤のオキシコンチン錠が半錠で服用されていた。製剤的に効果発現に問題あり。
❷ 麻薬への不安から，状態に合わせた適正な薬物治療がなされていない。
❸ 便秘のコントロールは，繊維質の摂取と水分補充だけで行われていたが，薬剤の相互作用にも原因の一端がある可能性。

問題解決のためのアプローチ

1. 問題解決のための支援内容

(1) 徐放性製剤への理解を高める
　患者に，製剤の特徴と効果について説明した。オキシコンチン錠は結合剤から浸出する速度を調整することにより放出を抑制しているため，放出速度は接触している錠剤の表面積に依存する。錠剤を分割したり，噛んだりすると放出速度が増大する（図1）。

(2) 疼痛コントロールへの理解を高める
　患者に『痛みシート』に記載してもらい，レスキューとタイトレーションの必要性を視覚的に理解させた。麻薬の使用を適正量に増量。

(3) 酸化マグネシウムの効果減弱の可能性
　酸化マグネシウムは，胃酸と反応することで効果を発揮する（図2）。胃酸のない状況下での酸化マグネシウムの増量は効果がないばかりでなく，高マグネシウム血症による死亡にもつながるので要注意である（医薬品・医療機器等安全性情報 No.252，図3）。そこで，ランソプラゾールの処方変更を医師に提案した。

2. 結果（改善点）

　麻薬への恐怖心から増量を拒んでいたが，これまで鎮痛の効果が十分でなかったために不安が増大したものであった。そこで，①薬の効果が早く切れる理由を製剤学的

$$MgO + 2HCl \rightarrow MgCl_2 + H_2O$$
$$MgCl_2 + 2NaHCO_3 \rightarrow Mg(HCO_3)_2 + 2NaCl$$
$$NaHCO_3 + HCl \rightarrow NaCl + H_2O + CO_2$$

図2　酸化マグネシウムの作用機序

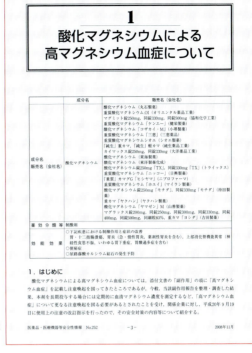

図3　医薬品医療機器等安全性情報 No.252（2008年11月）

に理解してもらい，薬の増量や変更に対して安心してもらう，②レスキューとタイトレーションを自ら『痛みシート』へ記入することで，客観的に痛みのサイクルを理解し，増量への抵抗感を減らす——の2点を行うことで，不安なく増量に導くことができた。

排便コントロールは，好きな果物の繊維質で排便を促したり，水分を多く摂取することも試みてきたが不調だった。薬学的視点で薬物相互作用による緩下薬の薬効不足を考慮し，ランソプラゾールの中止により排便を促した。

3. 今後の課題

麻薬使用患者において，①麻薬の効果的使用への積極的関与，②副作用対策が重要である。くすりは正しく使用することで治療を行うことができる。痛みどめ（得に麻薬）などは，効果が自覚できる薬剤であり，患者自身のコントロールが可能である。逆に痛みが解消されないことは，不安や不信につながり，治療効果にも影響する。まして，がん患者は"死"に直面しているため，安心感を与えるのは大切である。

 考　察

薬剤師は，薬の構造，薬物動態を駆使して患者の治療に参加しています。調剤された医薬品は，正しい環境で正しく服用することで本来の効果を発揮できます。服用後も責任をもって効果を判定し，次の治療計画に提案することが薬剤師による薬物療養治療となります。

松浦　憲司（日本メディカルシステム）

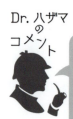

Dr.ハザマのコメント

　オピオイドの使用は，がん患者の疼痛管理には欠かせないものである一方で，便秘や食欲不振などさまざまな副作用が生じます。

　疼痛管理がうまくいき，副作用が十二分にコントロールされた状態を創り出すことは，患者さんにとって非常に重要なことですが，その分野に薬剤師が密接に関わっていくためには，薬をお渡しするだけではなく，患者さんの状態を理解・把握することに加え，痛みや便通，食欲の状態についても経時的にフォローアップし，なぜ，そのような状態になっているのかを，薬剤師だからこそわかるという視点から読み解き，医師にフィードバックしていく必要があります。

　痛みや便通，食欲の状態は，特別な手技が必要なわけではありません。ぜひ，最初の一歩を踏み出す際にご参考にしていただきたい事例です。

第1章 事例報告 在宅療養患者の問題点を解決する
3. 薬の副作用や体調の異変の問題を解決する

7 減薬により患者の意識レベルが回復した事例

症例 90歳女性　要介護度4

診断名　腰部脊柱管狭窄症，僧帽弁閉鎖不全，老人性認知症，仙骨部軽度褥瘡。

利用中のサービス
　医療系サービス：外来投薬（月1回）。
　介護系サービス：デイサービス週に2回，訪問ヘルパー週5回，摘便のため訪問看護週に1回。

介入時の処方内容・服用期間

マグミット錠 500mg		1回1錠	1日3回 毎食後
セロクラール錠 20mg		1回1錠	1日2回 朝夕食後
プロテカジン錠 5		1回1錠	1日2回 朝夕食後
プレタール OD錠 50mg		1回1錠	1日3回 毎食後
ムコスタ錠 100mg		1回1錠	1日3回 毎食後
プルゼニド錠 12mg		1回1錠	1日1回 夕食後
苓桂朮甘湯エキス顆粒		1回2.5g	1日3回 毎食前
モーラスパップ 30mg	42枚		
プロスタンディン軟膏 0.003%	30g	2本	
フシジンレオ軟膏 2%	10g		
レスタミンコーワクリーム 1%	20g		
クラビット点眼液 0.5%	5mL		
エンシュア・リキッド	250mL	15本	

他科受診・健康食品などの使用　なし。

受診・服用開始の経緯　不明。

患者背景・服薬状況　薬剤管理は別居の実娘がお薬カレンダーに薬をセットし，処方された薬をきちんと飲ませている。下痢と便秘を繰り返していたが，最近食欲や体重の減少，せん妄が出現。傾眠のため経食事摂取困難。半年ほど前から歩けなくなり，娘による通院介助困難となり，本人受診のないまま薬剤が継続処方されている。

患者の生活状況　デイサービス以外はベッド上で過ごしている。娘が朝夕の食事を全介助し，薬を飲ませ，日中は鍵を開けたままで介護サービスを利用している。以前はベッド脇のトイレで自力排泄が可能であったが，ここ半年はオムツで排泄を行っている。

患者の精神状況　最近食事中も眠っている。亡くなった方が見えるという理由からカーテンを閉め切り，電気もテレビもつけずに1日のほとんどを寝て過ごしている。

患者の社会状況　生活保護を受け市営住宅に入所。キーパーソンの娘とは元々親子関係が悪い。処方される経腸栄養剤以外の栄養補助食品や食材などは自費での購入が難しい。

共同指導などへの参加状況　薬剤師介入後に訪問診療する医師が加わり，定期的に参加する

ようになった。

> **経過説明・薬剤師の関わり** ケアマネジャーから「薬は管理できているが食事中に寝てしまう，今にも亡くなりそうな患者がいる」と相談され薬剤師が訪問に同行した。

医療・介護チームなどからの情報

患者・家族の訴え，療養に関する意向 患者・家族とも在宅での看取りを希望。
医師からの情報 前医からはなく，調剤を行った薬局の薬剤情報提供文書を見たのみ。
ケアマネジャーからの情報 半年前に脱水にて緊急搬送，以降急激に体重が減少し，意識レベルが悪くなった。褥瘡へは体圧分散マットレスで対応できている。

薬学的視点からみた事例の問題点（目のつけどころ）

❶まず状態の把握が必要。
❷下剤の投与量に関する疑問。
❸処方内容と身体状態との食い違いの可能性。
❹療養環境の改善。

問題解決のためのアプローチ

1．問題解決のための支援内容

(1) 身体所見の確認（初回訪問時）

血圧：162/84mmHg，脈拍73回/分　不整，呼吸：SpO_2：97％，体温：37℃，意識：JCS Ⅱ-2，肺音：異常音なし，心音：不整・心雑音あり，グル音：亢進　16回/分，身長推定140cm，体重31kg（デイサービスでの記録），BMI：15.8，半年で10kg体重が減少している。皮膚：乾燥，浮腫（脛骨前部）：右PE（＋），左PE（＋＋＋），足肺動脈の触れ：弱く左右差あり，左足の冷感（＋），仙骨部の褥瘡は上皮化している。
水分摂取は枕もとの吸い飲みで300～500mL/日程度

(2) 下剤の投与量の疑問

腸のグル音が亢進しており，便秘と下痢が繰り返す状況での処方継続が適切でない可能性がある。数日排便がない場合は介護者の判断でプルゼニド増量するようになっており，下痢の原因の可能性がある。

患者は90歳という年齢からクレアチニンクリアランスの低下が予想され，25歳から年1％低下すると仮定すると25mL/min（高度腎機能低下）の可能性がある。BMI 15.8で水分摂取量が300～500mLと少ないため，マグミットの処方により高Mg血症の症状である意識障害・傾眠・血圧上昇・脈不整を引き起こしている可能性がある。また，胃酸や水分と反応して効果発現する作用機序（111頁図2参照）に鑑み，胃酸の分泌を抑えるH_2ブロッカーの併用・不十分な水分摂取下では緩下剤としての効果が十分期待できない状態である可能性も否定できない。血液検査の結果によっては他の下剤の検討も必要と考えた。

週に1回摘便を行っているが，排便コントロールが良くなれば回数を減らし，摘便

表1　変更後の処方内容

ドグマチール錠	50mg	1回1錠	1日1回 夕食後
〔東洋〕黄耆建中湯エキス顆粒		1回2g	1日3回 毎食前
ラコールNF配合経腸用液	200mL	24袋	
新レシカルボン坐剤		7個	
ヒアレイン点眼液0.1%		2瓶	

以外のケアに訪問看護の時間を使うことが可能となる。

(3) 処方内容と身体状態との食い違いの可能性

　セロクラールは処方の経緯が不明だが，脱水症状からもめまいが起こることから，水分摂取と経過の観察が必要。

　プレタールは通常1日2回投与だが，1日3回処方になっていた経緯は不明。血圧上昇や脈の不整を引き起こしている可能性がある。

　苓桂朮甘湯エキス顆粒7.5g中，カンゾウは2gだが，高齢による腎機能低下や脱水から低K血症が起きやすい状態にあり，同剤の服用により下肢の浮腫や血圧上昇を引き起こしている可能性があると考えた。

　仙骨部の褥瘡はすでに上皮化し治癒傾向にあり，肉芽形成作用を有する高価なプロスタンディン軟膏の継続は妥当性が低く，保湿剤で十分対応できると考えた。未開封の軟膏が数本あったことから，塗布する厚さの指示も十分でなかった可能性がある。

(4) 療養環境の改善

　脱水傾向については，介護者が代わり水分摂取量の情報共有がされていないため，伝言などを記載したノートに体調と共に水分摂取量も記録する必要があると考えた。環境衛生の観点からは，電気をつけ定期的な換気を行う必要があると感じた。

(5) 処方医への情報提供

　身体所見や生活の情報と共に上記問題点を服薬情報提供書に記載し，地域の訪問診療医を訪問し状況説明。情報提供書の内容に当初は半信半疑だったが，最終的に医師による在宅訪問の了解を得た。

2. 結果（改善点）

　多職種協働は水分摂取量の情報共有から始まり，保湿剤の塗り方を共有し，褥瘡の再発予防に努めることとした。また，下肢の浮腫にも注意を払った。

　訪問医の診察と血液検査結果から，表1の処方内容に減薬となった。これにより，薬剤費は当時の薬価で28日分2万1,736.5円が5,251円と，約1/4に削減できた。

　下肢の浮腫については，減薬後に状態が改善した（図2）。

　さらに，3カ月後の測定でJCSⅡ-2がⅠ-1まで改善し，その後自力でベッド脇のポータブルトイレで排泄できたと連絡があった。下痢も改善し，数日おきだが排便できるようになった。

　また何よりも，意識レベルが改善したことにより会話が増え，娘の顔にも笑顔が浮かぶようになった。これまではさまざまな支援を拒んできたが，栄養補助食品や褥瘡対策製品の購入も徐々に受け入れるようになった。

3. 今後の課題

　本事例では，医師から処方された薬をきちんと飲む・使うことに主眼が置かれ，患者の現在の状態に最適な処方内容かどうか評価されないままケアが行われている実情

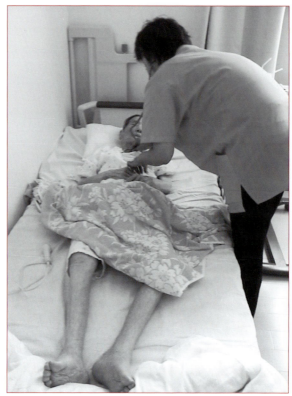

図2　減薬後に下肢の浮腫は改善した

を目の当たりにした。外来で何気なく「いつものお薬です」とお渡しした向こう側で何が起こっているか，調剤する薬剤師も知る必要があると痛感させられた。

 考　察

　本事例は，薬の管理はできていましたが，介護者からの聞き取り，副作用確認のためのバイタルサイン採取・フィジカルアセスメントを行った結果，脱水と現在の患者の状態に不適切な処方内容である可能性があると判断した事例です。家族の希望で訪問診療する医師を探し，薬学的知見に基づく服薬情報提供書を作成し訪問を依頼。診療後に大幅な処方変更となりました。3カ月後にはJCS 2桁だった意識レベルが1桁に改善，自力で排泄可能となりました。

　聞き取りだけでなく，暮らしの現状に足を踏み入れ，身体所見を加えることで薬学的な謎解きはより深まり，減薬・意識レベルの改善・自力排泄が可能となりました。薬剤師がADL低下を招く薬剤や有害事象の早期発見に関わることで，ケアの根本が大きく変わる可能性があります。有害事象の回避や医療費削減の観点から，介護認定のタイミングなど，薬物治療を受けている患者さんの処方内容の再評価に，薬剤師が必ず関わる未来が来ることを願ってやみません。

　余談になりますが，本事例で薬で大きく状態が変わることを知った介護者が薬に興味を持ち，処方薬が多く体調が悪い他の患者について，薬剤師に相談するようになりました。

田﨑　恵玲奈（株式会社薬心堂　さかい調剤薬局）

Dr. ハザマのコメント

　いつもと状態が変わらないから，いつもと同じ状態の薬が処方されるということは，現在の高齢者医療の現場で一般的に行われていることです．しかし，目の前の患者さんの状態は，果たして元々の状態なのかどうか，ということを今一度考えてみる必要があるのではないかと感じています．

　本事例でも，本当にこの人は意思疎通が難しい方なのか，ということを，薬剤師が調剤した内容と照らし合わせて考えてみたことがきっかけで，最終的にはドラスティックな症状変化につながっています．

　処方の内容を見直すことで，食べなかった人が食べる，起きなかったひとが起きる，動けなかったひとが動けるということは，少なからず経験します．本事例でのアプローチを参考に，ぜひ，ご自身の事例を見直していただければと思います．

第2章

事例報告

在宅と入院の壁を取り除く

第2章 事例報告 在宅と入院の壁を取り除く

1 患者がいきなり在宅に放り出されないように対応した事例

症 例 70代女性　要介護度4

診断名　肺がん（多発骨転移）。

利用中のサービス
　　医療系サービス：訪問診療，訪問薬剤管理指導，訪問看護。
　　介護系サービス：介護用ベッド（レンタル）。

介入時の処方内容

ネオパレン2号1,000mL＋エレメンミック		
塩酸モルヒネ注100mg/10mL	0.25mL/hr	シリンジポンプで持続皮下注 PCA（Patient Controlled Analgesia）
	0.25mL/回	（PCA使用回数は日に1回程度）

他科からの処方薬など　特になし。

受診・服用開始の経緯　入院中に退院時共同指導から在宅でのBSC（Best Supportive Care）に向けて開始。

患者背景，服薬状況　意識ははっきりしており，認知機能も良好。内服や外用での麻薬使用は入院中に試したが不可。持続注のみ可能。

特別な医療の状況　シリンジポンプにて麻薬注を使用中。その他，TPNは病院にて無菌調製されている。

患者の生活状況　昼夜逆転なし。食事はお楽しみ程度で口に含む程度。痛みが強いときに眠れないことがある。飲酒喫煙はなし。

患者の精神状況　理路整然としており，受け入れもできており，きっぱり物を言う反面，心配性で変化に対して不安が強い。

患者の社会状況　夫，息子夫婦と同居。担当期間は夏休み期間であったため，ふだん別居している長女と孫も帰省中。息子の嫁は2カ月前に出産しており，同居している。夫が主たる介護者。

薬剤師による介入の経緯　退院時共同指導時よりTPN無菌調製とオピオイドによる疼痛管理が主な問題点となっており，無菌調剤対応の当薬局に介入要請あり。

共同指導などへの参加状況　退院時共同指導，退院後初回ミーティングなどに参加。

医療・介護チームなどからの情報

患者・家族の訴え，療養に関する意向　（患者）病院でやることがないのであれば早く帰って孫の顔が見たい。ただ，入院中のように痛みが取れる体制ができないのであれば帰宅はあきらめる。（家族）最期まで自宅で看取りたいが，痛みもできる限りなく過ご

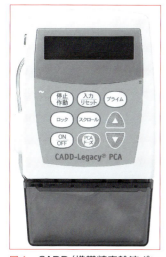
図1 CADD（携帯精密輸液ポンプ）の例。下部のカセットに薬剤を入れる

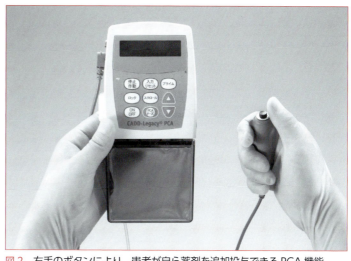
図2 右手のボタンにより，患者が自ら薬剤を追加投与できるPCA機能

してほしいので，帰宅についても痛みが取れることを前提としたい。

医師からの情報（病院医師）ケモは終了したが効果薄く，本人の希望もありBSCでの退院となる。TPNおよび麻薬の持続皮下注射を行っている。在宅での管理，無菌調剤をお願いしたい。（在宅担当医師）BSCの退院とのことで麻薬持続注を予定している。これまで在宅での麻薬持続注を使用する症例の経験がないので，デバイスなどの調整をお願いしたい。

ケアマネジャーからの情報　介護申請中（その後要介護度4の認定）。ほぼ寝たきりだが，意識ははっきりしている。TPNの調製と現在麻薬持続注を行っているシリンジポンプに代わるデバイスの紹介をお願いしたい。退院時共同指導を行い，退院後もサービス担当者会議を行うので参加をお願いしたい。

薬学的視点からみた事例の問題点（目のつけどころ）

❶麻薬の持続皮下注を在宅でどのように行うか。
❷TPNを家族が無菌調製を行わなくてよいよう，製剤の変更を検討。

問題解決のためのアプローチ

1．問題解決のための支援内容

(1) 麻薬持続注の在宅での継続

シリンジポンプからCADD-Legacy PCAポンプ（以下CADD，図1，2）への切り替えを提案した。CADDとは電池で動く携帯型の精密輸液ポンプのことで，薬剤をカセットに入れて持続投与する。それに患者自身がレスキュー時などに，決められた量を追加投与できるPCAを付けたものが図の製品になる。

当時はCADDの認知度も低く，レンタル方法や使用方法などを各職種に周知する必要があり，退院日までにレンタル業者の医師への紹介と使用方法の周知を行った。

退院後の疼痛の度合いの変化に伴う投与量の変更に対応したうえで，CADDで1週間に1カセットのペースで継続できるよう投与設計に参加し無菌調製を行った。

CADD使用開始時は在宅担当医師，看護師，薬剤師が集合した。その後のカセット交換予定日は薬剤師と看護師が一緒に訪問し，疼痛管理の確認とカセット交換やプライミングの実施などを確認した。

麻薬製剤については，CADDの流量設定が0.1 mL/hr 単位のため0.25 mL/hr は設定できないことなどから，協議を行った結果，塩酸モルヒネ注10 mg/mL 製剤を5 mg/mL に希釈し，CADDカセットに無菌調製することとなった。

患者は，退院後は自宅での安心感からか痛みの度合いも下がり，塩酸モルヒネ注5 mg/mL を0.4 mL/hr，PCA 0.4 mL/回で開始した。

開始後2週間はPCA使用回数も5回/週で推移していたが，病状悪化とともにPCA使用回数も増加し，17回/週まで増加したところで投与量の変更が行われ，0.5 mL/hr，PCA 0.5 mL/回に増量となった。その後もしばらくは疼痛が緩和できたが，徐々にPCA使用回数が増加し，最終的には0.6 mL/hrにて疼痛の増強はみられなくなった。

(2) 無菌調製を行わなくてもよい製剤への変更

当薬局はクリーンルーム，クリーンベンチを設置しているため無菌調製を行うことが可能だが，これまで無菌調製対応が必要だった輸液類も，エルネオパのような1バッグ製剤が普及してきている。

入院中は病院の採用品目などの都合もあって無菌調製が行われていたが，薬剤師が退院後の輸液について無菌調製が不必要な上記製剤への変更を提案した。

2. 結果（改善点）

麻薬持続注，輸液などがあり，在宅への移行に躊躇しかねない状態の患者について，薬剤師が退院時共同指導から参加することにより，BSCを在宅で行うことができた。

また，輸液類については，無菌調製に関する家族の負担を軽減することができた。

3. 今後の課題

シリンジポンプからCADDへのデバイス変更は，退院時共同指導の後，退院までの間に行うことも現在では珍しくないが，この患者の場合ではシリンジポンプを有期限で病院から貸し出され退院となったため，在宅移行後にデバイスの変更となった。デバイス変更が入院中にできれば，さらに患者の在宅移行への不安は取り除かれたと考える。

考 察

今回の患者はがん末期のBSCでの退院ということもあり，程なく亡くなられました。しかし，在宅療養を行うことを選択したことで，生後数カ月の孫を抱くことが可能となりました。

また，人生の最期を思い出がたくさんある家で過ごすことができ，家族に見守られて安らかに迎えられたと，後ほど夫より感謝の言葉をいただけたことからも，薬剤師としてBSCの患者に関与することの重要性が示唆されました。

麻薬持続注，無菌調製を伴うTPNを行う末期がん患者の在宅依頼に対しては，患者，ご家族，在宅医療チームが退院初日から薬剤に関する不安を持つことなく在宅療

養を開始するために，薬剤師が退院時共同指導時から介入し，細部にわたり事前調整を行うことが有用であったと考えられます。

　事前調整を行うべき問題は医薬品の供給のみならず，デバイスの使用方法の周知などもあります。しかも，これらの問題は退院までの短時間でクリアしなければならず，クリアできないと在宅療養自体を諦めることにつながります。あるいは，問題の細部に気づかないまま在宅療養へ移行すると，準備不足で開始できない事態に陥り，患者の在宅療養への不安感は増強してしまいます。

　医薬品の使用については，入院中の処方内容を継続したために，在宅療養へ移行した後の服薬管理が各職種の負担となることは珍しくありません。しかし，退院前に薬剤師が関与すれば現行の処方内容から引き算をすることができ，それが患者やご家族，在宅医療チームの負担を軽くできる場合も少なくありません。

　在宅療養開始後も，医薬品を投与した後の効果や副作用の確認，それを踏まえた次の処方への情報提供，処方変更が行われた場合の投与設計など，薬剤師がその専門性で関与すべき事項は多岐にわたります。しかし，今回報告したように，「処方箋調剤の後」だけでなく「処方箋が発行される前」に薬剤師が関与し，患者をいきなり在宅に放り出す事態を避けるためにも，薬剤師が退院時共同指導に参加することは有用であると考えます。

大木　剛（協和ケミカル株式会社 在宅薬局事業部）

Dr. ハザマのコメント

　いまや2人に1人ががんに罹患し，3人に1人ががんで亡くなるというわが国の状況と，医療機関から在宅へという流れは変わらないことを考えると，在宅でのがんの看取りというのは，今後，ますます一般的になっていくのだと思います。

　がんの終末期においては，疼痛管理と水分・栄養管理が重要になりますが，そのどちらも薬剤師がきちんと介入することが重要な分野です。

　疼痛管理は，さまざまなオピオイド製剤の開発によって経口や経皮投与のバリエーションが増えてきましたが，患者さんの病状によっては本事例のような複雑なデバイスが必要なこともあります。

　薬局が医療提供施設であること，薬剤師の職務のひとつに医薬品の供給が明記されていることを考えれば，本事例のような取り組みは，今後ますます重要になると思われます。

第2章 事例報告 在宅と入院の壁を取り除く

2 処方箋だけではわからない，入院中の状況を薬局と共有した事例

症例 50代女性

診断名 胃体部スキルス胃がんの術後。
利用中のサービス なし。
介入中の処方内容・当該処方薬の服用時間

フェントステープ1mg	1回1枚	1日1回貼り換え
ゲンタシン軟膏0.1%	10g	1日1回瘻孔周囲
白色ワセリン	200g	1日1回瘻孔周囲
アズレンうがい液4%	5mL	1日3回うがい
エルネオパ2号輸液	2000mL	1キット
イントラリポス輸液20%		1袋
注射用ソル・メルコート40		1瓶
大塚生食注（50mL/瓶）		1瓶

他科からの処方薬，OTC薬，健康食品などの内容 なし。
受診・服用開始の経緯 20XX年1月，他院にて開腹胃全摘術＋脾臓摘出，Roux-en-Y法（胃切除後消化管再建術）を施行。ステージⅡAにて術後ティーエスワン100mg内服開始。5月末，イレウスを発症，多発大腸狭窄を認め，腹膜再発にて回腸人工肛門を造設。再発進行にてシスプラチン＋イリノテカン併用療法を1クール施行したが，下痢症状が著しく再入院。下痢は軽快したものの，イレウスの再燃，両側水腎症が出現した。自宅療養は困難にて，当院へ緩和医療のため紹介入院された。
患者背景，服薬状況 現役の会社員だが治療に専念。大学生，中学生の子供があり緩和医療を受容されていない。高カロリー輸液，抗がん薬を可能な限り続け，延命に望み。
特別な医療の状況 HPN，化学療法，麻薬，瘻孔管理。
患者の生活状況 経口から水分やヨーグルトなどを味わう程度，ストーマ管理，点滴管理。
患者の精神状況 気丈な性格で1日でも長く子供といっしょに過ごしたいと願っている。
患者の社会状況 休職中。子供2人と3人暮らし。近所に兄弟がいる。
薬局薬剤師による介入の経緯 転院後，高カロリー輸液，オピオイド，がん化学療法が導入され，自宅退院。退院後初の抗がん薬治療は病院薬剤師が訪問した。
共同指導などへの参加状況 病院薬剤師の服薬指導時に薬局薬剤師が同席。
経過説明，薬剤師の関わり 2週間で再入院。薬学的介入の継続が必要と捉え，薬局からの訪問薬剤管理指導の利用を医師，患者へ病院薬剤師から提案し，受諾された。

医療・介護チームなどからの情報

患者の訴え，療養に関する意向 積極的な治療と在宅療法を強く希望，可能な限り自宅で過ごしたい。そのために，訪問看護を利用したい。

医師からの情報 Weekly でパクリタキセル投与（3投1休）を開始しているが，骨髄抑制がみられたため，80 mg から 60 mg へ減量。もともと回腸人工肛門が造設されていたが，小腸の通過障害と両側水腎症の治療のため，WJ カテーテル留置と小腸瘻の造設を行った。この2つの瘻孔は，今後，閉鎖を予定していない。患者の意向を尊重する。感染兆候や急変時には速やかな対応を行い，入院を受け入れるので，在宅における薬物治療が円滑にいくよう訪問薬剤管理指導を指示する。

看護師からの情報 抗がん薬の無菌調製をしてほしい。パクリタキセル投与時の注意事項や管理方法を教えてほしい。麻薬の管理指導をしてほしい。小腸瘻は腸液の漏出による炎症を起こしやすいので軟膏処置を要する，疼痛コントロールと併せて薬効評価，副作用モニタリングによる処方提案をお願いしたい。

処方薬の変更や新規開始時の在庫調整や発注をスムーズにお願いしたい。

訪問看護は，24時間体制でサポートを行う。一緒に暮らしている子供2人のケアも必要。

薬学的視点からみた事例の問題点（目のつけどころ）

❶ 無菌調製，点滴ライン，急変時の薬剤セット準備は病院で行うが，血液検査の結果，バイタルサイン，自覚症状などの副作用評価は，薬剤師を含めたチーム医療の介入が必要。
❷ ストーマ用品など高度管理医療機器や軟膏選択に薬剤師の継続的な介入が必要。
❸ 病勢の進行に合わせた栄養管理，疼痛管理における薬剤師の継続的な介入が必要。

問題解決のためのアプローチ

1. 問題解決のための支援内容

上記❶〜❸に関する入院中の状況について，医師と協働して作成する「訪問薬剤管理指導情報提供書」を発行し，薬局と共有した。また，薬局からの「訪問薬剤管理指導報告書」を医師とともに確認することで，処方提案を支援した。緊急を要する際は，電話やメールで連携を図ることとした。

さらに，「訪問薬剤管理指導情報提供書」に加えて，在宅で抗がん薬投与を施行する際は，前日の採血結果を薬局へ FAX で送信。薬局薬剤師は小腸瘻を設けた腹部の写真を経時的に撮影し，医師・病院薬剤師と共有した。

その他，薬局薬剤師による栄養アセスメント，NRS 評価による投与量の変更を共有し，適正な在庫管理を支援した。

2. 結果（改善点）

(1) 病状変化の早期把握と対応

薬局薬剤師より，訪問時のバイタルサインチェックと尿観察から，FN（発熱性好

中球減少症) か尿路感染症かを疑うという電話報告を受けた。手術中だった医師へ報告，採血と尿検査の指示があり，訪問看護師から検体が届いた。検査結果を確認し，ただちに医師が訪問診察。WJカテーテル閉塞による感染症にて同日入院となり，早期治療が開始された。

(2) 病状に合わせた処方提案

訪問時の創面変化からタンパク分解酵素阻害薬を用いた薬局製剤の処方提案を医師へフィードバックし，再入院時，薬局製剤ガベキサート軟膏へ変更し，改善した。

(3) 処方変更による在庫切れなどの未然防止

肝機能障害によるカロリーダウン，オピオイド増量予定を事前に薬剤師同士が連絡することにより，在庫切れを防ぎ，訪問看護師の業務負担が軽減できた。

介入開始から1年3カ月後の4月，患者は下の子供の高校入学を見届け，最期は自ら鎮静を望み，家族に見守られて生涯を終えられた。

3. 今後の課題

本事例では，患者が亡くなったため今後の療養に向けての課題はないが，本事例を通じて病院薬剤師と薬局薬剤師の連携が，改めて今後の重要な課題になると感じた。

処方箋に検査値や病名を印字する病院が増え，医療情報連携ネットワークにより，カルテの閲覧も可能になっている地域も多い。

本事例のように，在宅側の医療的サポートがしっかりしていると，早期入院，早期退院が可能となり，患者・家族の心身の負担軽減にもつながる。一方で，病院と薬局との連携が十分に行えていない地域も多いことから，日頃から地域の医療体制にも目を向け，小さな研修会でも全国的な学会でも，何かきっかけを見つけて交流を図ることが，地域医療の質向上のためにも重要だと考える (図1)。

入院中の状況を病院薬剤師が薬局薬剤師と共有しないことは，在宅チーム医療の円滑な実施にとっても好ましくない。最も不幸なのは，患者の薬物治療に有益な情報が共有されないことである。

退院前カンファレンスで直接情報を共有することが理想だが，時間的制約やマンパワーの問題で参加が難しいようであれば，書面や電話，メールなどの通信手段を用いて情報交換を行い，「顔の見える連携」を推進する必要があると考える。

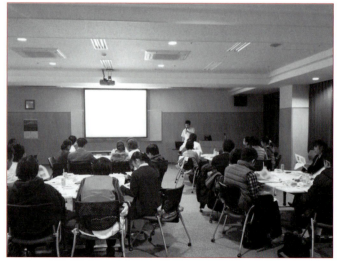

図1 地域の多職種連携の勉強会のようす

考察

　がん終末期をできるだけ在宅で過ごしたい，子供の成長を自宅でできるだけ長く見守りたい，という患者の希望をかなえるために，早期治療が必要なバイタルサイン，自覚症状，他覚症状を見落とさないよう，在宅チームによる細心の注意が必要な事例でした。また，処方箋からだけではわからない，抗がん薬の効果・副作用，創面変化，末期症状への対応などを病院薬剤師と薬局薬剤師はじめ在宅医療チームが共有し，薬剤師の「顔の見える連携」が，大切な患者と家族の時間につながったと考えます。

　　　　　　　　　　　　　　　　　　　　　　　川崎　美紀（小波瀬病院薬剤部）

Dr. ハザマのコメント

　病院薬剤師と薬局薬剤師の連携，いわゆる「薬薬連携」の重要性は，以前から指摘されていますが，「総論 OK，各論微妙」という雰囲気が強いようにも感じます。
　お薬をお渡しするまでの情報を共有し，質の高い服薬指導を行うことが目的ということであれば，薬薬連携以外の情報共有でも可能なことがその一因なのではないでしょうか。
　本事例は，抗がん薬の無菌調整や，疼痛コントロールでの連携も重要ですが，それ以上に，患者さんの状態や今後の方針を多職種で共有したうえで，薬局薬剤師が訪問時にそれらのチェックを行い，想定される状態に陥っているのではないかと判断したことがきっかけで，早期に対応できたことの意義が大きいと思います。
　「薬薬連携」のあるべき姿とは何かということを考えさせられる 1 例だと思います。

第2章 事例報告 在宅と入院の壁を取り除く

3 病院の器材，やり方で困らないために対応した事例

| 症 例 | 50代女性　要介護度2 |

診断名　卵巣がん末期。
利用中のサービス
　　介護保険：訪問介護，薬剤師居宅療養管理指導。
　　医療保険：訪問看護，訪問診療。
介入時の処方内容

エルネオパ1号輸液	1,500 mL	1日1キット	CVポートよりHPN投与
オキファスト注10mg 1% 1mL	6A＋生理食塩水	44 mL	携帯用ディスポーザブル注入ポンプPCA付（0.5 mL/h，50 mL）に充填し輸液の側管より接続投与
サンドスタチン皮下中用100μg 1mL	15A＋生理食塩水	35 mL	携帯用ディスポーザブル注入ポンプ（0.5 mL/h，50 mL）にて皮下持続注入

介入の経緯　がん拠点病院退院時より在宅医療へ移行のため訪問開始。
患者の生活状況　同一敷地内に2軒家屋があり，一方は弟家族が居住。患者本人は，要介護度1の母親と棟続きではあるが，別室にそれぞれ暮らしている。
共同指導などの参加状況　退院時カンファレンスより参加。

医療・介護チームなどからの情報

患者の訴え，療養に関する意向　なるべく自宅で穏やかに暮らしていたい。
医師からの情報　卵巣がんの腹腔内転移のため確実な疼痛コントロールならびに栄養摂取を適切に行う。がん末期で死期が近いことは，本人には伝えていない。
ケアマネジャーからの情報　訪問介護により，家事援助と入浴介助のサービスを利用し，医療と連携して療養を支えたい。

薬学的視点からみた事例の問題点（目のつけどころ）

❶入院中の薬物投与内容を在宅で継続するためには，投与経路やデバイスなどに工夫が必要。
❷疼痛コントロールや身体の浮腫の観察に注意が必要。
❸（薬学と少し離れるが）看取りの場所の選択（自宅あるいは再入院）。

表1　医療用麻薬を在宅医療で用いる際の制限

- 原則として，薬液を取り出せない構造で，麻薬施用者が指示した注入速度を変更できないものを手渡す。
- 患者またはその家族に麻薬注射剤をアンプルやプレフィルドシリンジの状態で手渡すことはできない。ただし，次の場合は，アンプルやプレフィルドシリンジの状態で手渡すことができる。
  ① 患者より依頼を受け，さらに麻薬施用者から医療上の指示を受けた看護師が持参し，患者の施用を補助する場合
  ② 麻薬小売業者が患者宅へ麻薬注射剤を持参し，麻薬施用者から医療上の指示を受けた看護師に手渡す場合
  (注) なお，それぞれの場合において，関係者間で十分な連携が必要。

(厚生労働省「医療用麻薬適正使用ガイダンス」59頁)

問題解決のためのアプローチ

1. 問題解決のための支援内容

(1) 複雑な薬物投与経路の対応

がん拠点病院を退院し，自宅にて療養するにあたり，退院時カンファレンスでHPN輸液投与のためのカフティーポンプならびに携帯用ディスポーザブル注入ポンプ（ニプロシェアフューザー）とPCAの使用方法，また，携帯用ディスポーザブル注入ポンプを別に皮下注するので，それぞれの接続の方法を確認した。

在宅医療では，オピオイド注は行政指導（表1）により，患者・家族自身で輸液バッグに混合調製できない。したがって，携帯用ディスポーザブル注入ポンプにオピオイドを充填し投与する必要がある。つまり，オピオイドを携帯用ディスポーザブル注入ポンプに充填することにより，2種類の携帯用ディスポーザブル注入ポンプを使用することになる。そのため，一方のオピオイドを充填した携帯用ディスポーザブル注入ポンプは輸液ルートの側管より，もう一方のサンドスタチンを充填した携帯用ディスポーザブル注入ポンプは皮下注より投与することになった。

サンドスタチンを輸液バッグに混合調製する方法も検討されたが，最終医師の判断により上記の方法となった。

在宅では輸液バッグ→ルート・側管よりオピオイドを充填した携帯用ディスポーザブル注入ポンプを接続（そのために三方活栓を使用）→エクステンションチューブ→フーバー針→CVポートという接続に変更することとした。入院時と在宅移行時の輸液ルートの変更を図示すると図1のようになる。確実な接続をするために，訪問看護の看護師とともに確実な接続方法の理解と確認が必要となる。

また，ルートが長くなるので，携帯用ディスポーザブル注入ポンプの整流板が身体から離れ，気温の変動で，投与速度が変化する可能性がある（携帯用ディスポーザブル注入ポンプの流量は整流版の温度と輸液の流量に影響する）。本事例では春から夏に向かう季節だったため，温度の安定のために整流板が身体から離れたまま経過観察し，痛みに応じてオキファストの処方量を医師と協議のうえ調整することで対処した。

さらに，オキファストとサンドスタチンの携帯用ディスポーザブル注入ポンプの誤接続をしないためのリスクマネージメントが必要となる。

(2) 疼痛コントロールへの支援

患者の疼痛と薬液の流量やPCA使用回数に関しては，患者に「痛み日記」に記録

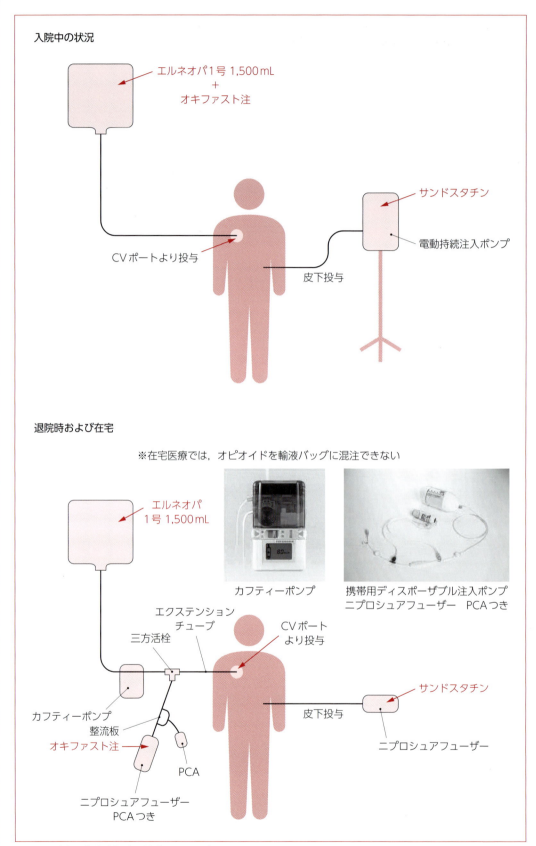

図1 入院中と在宅移行時の輸液ルートの違い

してもらい，状況をみて適宜処方量などを検討することとした。

HPN の投与量と浮腫などの関係についても，医師・看護師・薬剤師が訪問の際に観察し，対応することとした。

なお，余命や告知に関しては時期をみて対応することとした。

2. 結果（成果）

医療機器・医療材料・HPN・オピオイドの準備に合わせて退院日を設定し，退院後初回訪問では，事前打ち合わせのとおり患者宅にて患者本人および訪問看護師とともに接続の確認を行い，今後の機器使用に関して全員が理解できた。それにより，患者宅で在宅医療を円滑に開始することができた。

無菌パックした携帯用ディスポーザブル注入ポンプは冷蔵庫に保管し，冷蔵庫には予備が必ず1セットずつあるように調剤し，患者・家族の安心を確保した。

ルートの接続は，訪問看護師と薬剤師がそれぞれ訪問の際，確認することとし，患者・家族のミスがないようフォローした。

疼痛コントロールに関しては，患者自身で「痛み日記」に痛みのフェイススケールと PCA 使用回数などを記録するようになり，それを医師・看護師・薬剤師が訪問の際に確認するようにした。

その後，数回の入退院を繰り返し，そのたびにオキファストの使用量が増え，最終的には1つの携帯用ディスポーザブル注入ポンプに，オキファスト注を34A 充填することとなった。

3. 今後の課題

がん拠点病院の緩和ケア医師，在宅医，訪問する薬剤師，訪問看護師の緻密な連携により対応したが，最期はがん拠点病院に再入院し亡くなった。連携によりうまく対応できた事例ではあったが，患者の年齢が若かったこともあり，最期まで余命に関して告知できなかったことが悔やまれる。

考 察

患者の退院時に病院スタッフと在宅チームが綿密な打ち合わせを行い，在宅医療で実施可能な医療機器を選択し，在宅チームがその内容を十分に理解し，患者と在宅チームが安心して在宅医療を行うことができた事例です。在宅でも医療機器や医療材料を使用する場合，退院後の混乱を避けるためにも退院時カンファレンスの実施とそこへの参加は必ず必要であると考えられます。本事例は，病院・在宅チーム・患者の全員が在宅移行時に注意すべき点を理解できたために，うまく在宅移行ができた症例です。

なお，本事例で使用したカフティーポンプは貸出業者が管理しましたが，高度管理医療機器・特定保守管理医療機器であるため，薬局が貸出事業者になることも可能です。

萩田　均司（薬局つばめファーマシー）

Dr. ハザマのコメント

　がん患者さんが在宅療養を行う際に薬局に何ができるかということは，徐々に方向性が見えてきたように感じます。

　在宅で疼痛管理と栄養管理を，病院にいたときと同様に行うためには，退院前に薬局での対応が可能なように調整をすることと，薬局でそれらを受け入れることができるように対応するという，2つの取り組みが必要です。

　輸液，麻薬，抗がん薬，という薬剤の調達と，さまざまな医療機器や医療材料の調達もこれからの薬局・薬剤師の役割になっていくでしょう。

　そして，その目的は患者さんがその人らしく住み慣れた場所で過ごせるようにという「地域包括ケア」の概念を達成することだと思います。

第3章

事例報告

在宅療養を支える人々との連携

第3章 事例報告 在宅療養を支える人々との連携

1. 服薬や体調の情報を看護・介護者に提供・収集する

1 処方提案により，服薬介助者の負担軽減のために工夫した事例

症例　60代男性　要介護度4

診断名　筋萎縮性側索硬化症，前立腺肥大症，慢性気管支炎，便秘症，右肩関節痛症。
利用中のサービス　訪問診療，訪問看護，訪問薬剤管理指導，訪問介護。
介入時の処方内容・当該処方薬の服用期間

バルサルタン錠160mg	1回1錠	1日1回 朝食後
アロプリノール錠100mg	1回1錠	1日1回 朝食後
ビソルボン錠4mg	1回1錠	1日3回 毎食前
ムコソルバン錠15mg	1回1錠	1日3回 毎食前
シンベノン錠5mg	1回1錠	1日1回 夕食後
リルテック錠50mg	1回1錠	1日2回 朝夕食前
フリバス錠25mg	1回1錠	1日1回 夕食後
アローゼン顆粒	1回0.5g	1日1回 就寝前
ゾルピデム錠5mg	1回1錠	1日1回 就寝前
カサンミルS錠20mg	1回1錠	1日2回 朝夕食後
ロキソプロフェン錠60mg	1回1錠	痛いとき
レバミピドOD錠100mg	1回1錠	痛いとき

・専門医受診により現薬剤服用開始。退院時まで同薬剤。

他科からの処方薬，OTC薬，健康食品などの内容・使用期間　3カ所の医院に受診していたが，入院を機会に1カ所に集約。
受診・服用開始の経緯　2014年夏頃から，運動機能の異常を感じ専門医に受診。2015年7月より訪問診療開始。
患者背景，服薬状況　筋萎縮進行により移動困難，車椅子全介助。嚥下困難。胃瘻造設し経管投与。服薬支援者は奥様。
特別な医療の状況　点滴管理，非侵襲的陽圧換気療法，経管栄養，尿道カテーテル。
患者の生活状況　1日に数時間程度居間で休んでいるが，それ以外はベッドで過ごしている。食事は摂れず，経管投与か点滴で対応している。支援なしで服薬できない。本人は他人任せな傾向あり。
患者の精神状況　就労中，高い地位まで昇進した実績があり人生に誇りを持っている。難病を受け入れるには時間がかかったが現在は受け入れている。
患者の社会状況　自宅はバリアフリー対応。社会的な交流は少ないが，奥様やお子様の支援が得られる。奥様は難病を受け入れているとは言い難く，精神的苦痛を感じておられる。
薬剤師による介入の経緯　訪問主治医より，「退院時の薬剤がとにかく複雑で，ニフェジピン徐放錠以外すべて粉砕されている。薬剤師でなければ管理困難と判断。退院時処方薬を使い切った後は適切な処方提案をお願いしたい」との依頼あり。

共同指導などへの参加状況 訪問診療開始時に自然発生的に関係者が集まり，現状報告・意見交換を行った。

経過説明，薬剤師の関わり 自宅へ訪問し，医師・ケアマネジャーらから経緯説明を受けた。その場で退院時薬剤を確認。錠剤は粉砕され，1剤ごとに細かく分包された薬剤を確認した。今後の方針として，主たる介助者である奥様が服薬支援しやすいよう取り組んだ。

医療・介護チームなどからの情報

家族の訴え，療養に関する意向 在宅看取り希望。緊急時の延命や気管切開による人工呼吸器の装着は希望していない。口を動かせる間は薬でもかまわないので口に入れてあげたい。

医師からの情報 2015年6月よりラジカット治療開始。6カ月間の予定。非侵襲的人工呼吸器（IPAP10，EPAP4，RR14/分）AM 1h，PM 1h，夜間で使用中。SpO_2は90％台後半をキープ可能。

ケアマネジャーからの情報 奥様の介護負担も考慮し，適宜ショートステイも検討している。

薬学的視点からみた事例の問題点（目のつけどころ）

❶服薬支援による介護ストレスの軽減が必要。
❷投与経路に合った製剤の検討。

問題解決のためのアプローチ

1．問題解決のための支援内容

(1) 服薬支援をストレスにしない工夫

処方された薬は1剤を除き粉砕され，個別に分包されていた（図1）。これらを胃瘻から経管投与するよう指示されており，奥様にとっては混合溶解の手間やチューブの閉塞が負担になっていた。そこで，簡易懸濁法を用いて注入することとし，簡易懸濁のマニュアル冊子を渡した。

同様に服薬支援の負担を軽減する観点から，処方内容を見直して減薬を提案，1日7回あった服薬時点の簡素化を検討した。

(2) 投与経路に合った製剤の検討

前述のとおり，簡易懸濁法を用いて投薬することから，適した製剤への見直しを検討し，変更が望ましい薬剤をリストアップして，処方主治医に提案した。

2．結果（改善点）

上記支援内容の結果を表1，2に示す。介入時には12種18個の薬剤を1日7回に分けて服用していたため，奥様の服薬介助の負担が大きかったが，最終的には9種12錠を1日3回に分けて投与するところまで減薬した（図2）。

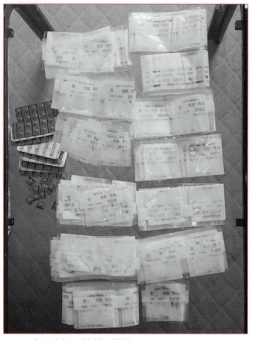

図1 介入当初の薬剤の状況

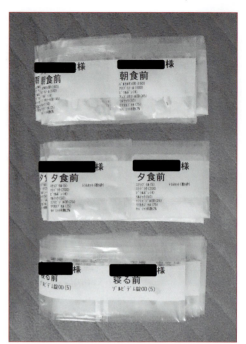

図2 整理後の薬剤

表1 本事例で工夫した点

1.	使用薬剤の削減	18個→12個
2.	用法の改善	7通り（毎食前後＋寝る前）→3通り（朝夕食前＋寝る前）
3.	簡易懸濁の導入	粉砕の必要をなくした
4.	1剤ごとの分包	用法ごとにまとめた
5.	薬局の一元化	食前食後を食前に統一
6.	分3の薬剤を分1へ	ムコソルバン錠15 mg→ムコソルバン OD 錠 45 mg
7.	分3の薬剤を分2へ	ビソルボン錠減量
8.	普通錠を口腔内崩壊錠へ変更	フリバス錠 25 mg→ナフトピジル OD 錠 25 mg
9.	普通錠を口腔内崩壊錠へ変更	バルサルタン錠 160 mg→バルサルタン OD 錠 160 mg
10.	簡易懸濁に適した薬剤へ変更	カサンミル S 錠→セパミット細粒 20%
11.	就寝前を経口可能に（ご家族の思い）	ゾルピデム錠 5 mg→ゾルピデム OD 錠 5 mg
12.	頓服薬を削除	必要ならば内服で対応

表2 処方提案による薬剤の変更

退院時処方				訪問薬剤師介入後			
バルサルタン錠	160 mg	1日1回	朝食後	バルサルタン OD 錠	160 mg	1日1回	朝食前
アロプリノール錠	100 mg	1日1回	朝食後	アロプリノール錠	100 mg	1日1回	朝食前
ビソルボン錠	4 mg	1日3回	毎食前	ビソルボン錠	4 mg	1日2回	朝夕食前
ムコソルバン錠	15 mg	1日3回	毎食前	ムコソルバン OD 錠	45 mg	1日1回	朝食前
シンベノン錠	5 mg	1日1回	夕食後	エナラプリル錠	5 mg	1日1回	夕食前
リルテック錠	50 mg	1日2回	朝夕食前	リルテック錠	50 mg	1日2回	朝夕食前
フリバス錠	25 mg	1日1回	夕食前	ナフトピジル OD 錠	25 mg	1日1回	夕食前
アローゼン顆粒		1日1回	就寝前	削除			
ゾルピデム錠	5 mg	1日1回	就寝前	ゾルピデム OD 錠	5 mg	1日1回	就寝前
カサンミル S 錠	20 mg	1日2回	朝夕食後	セパミット R 細粒	20%	1日2回	朝夕食前
ロキソプロフェン錠	60 mg	痛いとき		削除			
レバミピド OD 錠	100 mg	痛いとき		削除			

（赤字部分が変更点）

錠剤のまま簡易懸濁する方法にスイッチするため，簡易懸濁しやすいOD錠や顆粒剤を提案し，処方変更につなげることができた。

これらの提案により，服薬支援が簡便になり奥様の介助ストレスが減った。経管投与がスムーズになり，服薬にかかる時間が短縮された。ご家族の意向を考慮した薬剤設計により，信頼関係が構築された。

3. 今後の課題

筋萎縮の進行が速く，呼吸障害も顕著にみられようになった。安らかな余生を支援したい。現状の薬剤，投与方法が最適とは思っておらず，本人，ご家族ら関係者とともに検討していく。

考　察

処方医への処方見直しの提案，服薬介助者への経管投与の工夫の指導により，服薬支援時の負担軽減に寄与することができた事例です。今後もより適切な服薬を支援したいと考えています。

また，本事例でもうひとつ大切にしていた視点があります。それは奥様の思いです。「たった一粒の薬でもいいから，最期まで口から食べさせてあげたい」という強い願いをお持ちでした。願いをなんとか叶えたく，就寝前の服用を睡眠導入薬のみに減らし，OD錠を使用することで経口摂取を継続しました。夜間に移動させることなく，ベッドサイドで水なしで服用できるという，OD錠のメリットも享受できました。最期まで人間らしく生きるために家族の思いも大切に受け止める必要があると感じています。

　　　　　　　　　　　　　　　　　　　　　　　佐藤　一生（ひまわり薬局）

Dr. ハザマのコメント

　難病をかかえ，複数の医療機関に受診している場合，服用薬や服用タイミングが煩雑になり，コンプライアンスが低下。その結果，薬効が十分に発揮されていなかったり，副作用が見られたりしている症例は少なくありません。本症例もそのような症例のひとつであり，筋萎縮性側索硬化症という難病がベースにあることもあり，患者さんや家族にとっては薬物治療に対してポジティブになりづらい状況のようでした。

　医師から薬剤師に薬の調製を頼みたい，との依頼がくるまでには，それまでの関係性の構築が欠かせないと思われますが，その期待に応えるための取り組みがすぐに行えていることを臨場感を持って読むことができます。

　OD錠の提案や，簡易懸濁法の導入に加え，医師や看護師とともに患者さんの状況を見守っていく姿勢があることは，薬剤師の存在感を大きく引き上げていると思われます。

第3章 事例報告 在宅療養を支える人々との連携
1. 服薬や体調の情報を看護・介護者に提供・収集する

2 薬剤師の訪問＆フィジカルアセスメントにより急変の第一発見者となり救急搬送につながった事例

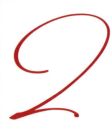

症例 80代男性　要介護度3

診断名　認知症，慢性心不全，慢性腎不全，腎性貧血，左大腿部骨折後遺症，廃用症候群。

利用中のサービス　訪問診療，訪問看護，看護職員訪問による相談・支援，訪問薬剤管理指導，訪問リハビリテーション，訪問介護，通所介護，短期生活介護，レンタル利用（歩行器），その他（電動ベッド）。

介入時の処方内容・当該処方薬の服用期間

アーチスト錠 10mg	1回0.5錠	1日1回 朝食後
フロセミド錠 20mg	1回1錠	1日1回 朝食後
バイアスピリン錠 100mg	1回1錠	1日1回 朝食後
ユリーフ錠 4mg	1回1錠	1日2回 朝夕食後
シスダイン錠 250mg	1回2錠	1日2回 朝夕食後
ブルフェン錠 100mg	1回1錠	1日2回 朝夕食後
ビソルボン錠 4mg	1回1錠	1日2回 朝夕食後
オメプラール錠 20mg	1回1錠	1日1回 夕食後
ホクナリンテープ 2mg		1日1枚

- 2015年2月～現在まで。

他科からの処方薬，OTC薬，健康食品などの内容・使用期間　なし。

受診・服用開始の経緯　2014年12月心不全・貧血・脱水にて総合病院に入院。2015年2月リハビリ目的で転院。

患者背景，服薬状況　腰痛，貧血悪化により，転倒の恐れあり。コンプライアンスは良好だが，嚥下不十分。

特別な医療の状況　なし。

患者の生活状況　貧血により輸血施行後，食欲上昇。ほぼ全量摂取。夜間は尿瓶使用し排尿自立。身体は安定状態にある。移動は車椅子か歩行器を利用。後方のバランスが悪いため，見守り必要。両肩痛のため着脱一部介助。入浴は全介助。円背強度でふらつきもあるため車椅子全介助。腕の挙上に支障があるため，飲食にストローを使用している。水分は1日1,200mL。100mLずつ摂取。咀嚼力あるが，むせ込むためとろみをつけている。

患者の精神状況　認知症があるが会話はできる。性格は穏やかで，常に感謝の言葉を忘れない。娘さんに依存しており，決めごとは娘さん（長女）を頼りにしている。本人は「人生もう終わりだ！」と言うことが多くなってきたが，決してネガティブな感じではなく，十分に生き，悔いがないという印象を受ける。

患者の社会状況　ご夫婦同居。妻の認知が低下している。市内在住の長女がキーパーソン。本人，妻ともに長女に信頼を寄せている。自宅を出ると急な階段を上らないと外出できない。

薬剤師による介入の経緯 娘さんは夕方〜夕食後程度までしか付き添えないため，薬剤管理と身体所見の観察を依頼された。できるだけ他のサービスが入っていない時間に訪問し，安否も含めて観察するよう依頼を受けた。嚥下に十分な注意が必要であり，食事，飲水，服薬時の嚥下状況を確認しながら対応することとなった。

共同指導などへの参加状況 2015年3月，入院中の病院会議室にて退院時共同指導に参加。

経過説明，薬剤師の関わり 2015年5月，夕食時，訪問薬剤管理指導のため訪問。奥さんと娘さん同席。奥さんは「本人は何ともないといっているが，今朝からゼイゼイした呼吸を伴い，息苦しそうな表情をしているので気になります」と経過報告を受けた。

医療・介護チームなどからの情報

患者からの訴え，療養に関する意向 やっと家に戻れて嬉しい。最後の自宅生活と覚悟している。もし入院せざるを得ない状況となった場合は，もう自宅には帰って来られないだろうと考えている。

医師からの情報 既往歴〜高血圧 40歳代，心筋梗塞 50歳代，脳梗塞 60歳代，左鎖骨骨折，腰椎骨移植術 70歳代，脳梗塞，大腿骨手術，心不全 80歳代。

ケアマネジャーからの情報 自身で薬剤管理ができない。嚥下不十分のため，薬剤師には統合ケア的に関わってほしい。

薬学的視点からみた事例の問題点（目のつけどころ）

❶ 認知症のため，聞き取りのみにとどめず客観的なアセスメントが必要。
❷ さまざまな疾病・既往を抱え，急変も考えられる。細心の注意を払い観察が必要。
❸ 認知症の老夫婦が生活している。多職種協働で支援し，ご家族の負担・不安を軽減していく視点を持つ。
❹ 多職種全体で隙間時間を補い合う。
❺ 嚥下の不安を解消するために服薬の見守りを行う。

問題解決のためのアプローチ

1. 問題解決のための支援内容

嚥下に十分な注意が必要であるため。夕食中に訪問することとし，食事状況・服薬状況を観察。服薬の際は，頸部聴診により嚥下状況を確認した。

2. 結果（改善点）

訪問中，身体所見（SpO_2値，頻回呼吸，喘鳴）の異常に気づく。SpO_2は93％（普段は98％程度），呼吸数28回/分（普段は20回程度）と状態悪く，喘鳴あり。既往歴に慢性心不全，慢性腎不全，腎性貧血があるため，電話で訪問主治医に連絡した（表1，2）。すぐに主治医が訪問され，ご家族と協議。救急搬送・入院となった。

見守りの隙間を埋め合うことで，薬剤師が急変の第一発見者となった。

ご家族のほか，医師，看護師，救急隊らからも感謝の言葉をいただいた。

表1　見逃せない身体所見

	定常時	訪問時
呼吸数	20回/分	28回/分
SpO$_2$	98%	93%
その他所見	所見なし	喘鳴あり

表2　見逃せない既往

- 慢性心不全
- 慢性腎不全
- 腎性貧血

3. 今後の課題

救急搬送ののち即入院となり，ご家族はもう自宅には戻れないと覚悟を決めている。もし，帰宅されることになれば，看取りまでおそばで寄り添いたい。

考　察

慢性心不全，慢性腎不全，腎性貧血の既往がある患者の急変で，緊急対応が求められる状況となった事例です。訪問医，訪問看護師と連絡を取り合うことで，救急搬送に対応しました。

ご家族は，「病院での看取りを考えます。もう家に戻ることはないと思うが，自宅で過ごしたかけがえのない時間に満足し，感謝しています」とのことでした。また，「薬剤師の訪問で命を助けられました」とのお言葉をいただきました。

佐藤　一生（ひまわり薬局）

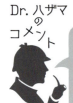

Dr. ハザマのコメント

　薬剤師向けの救命救急処置の講習会は，一昔前は少なからず違和感があったようにも思いますが，最近ではAEDの普及もあり，認知度も上がってきているようです。ただ，目の前で患者さんが倒れたときの救急処置ができることは，一般の方についても求められることだといえます。

　薬剤師がバイタルサインを採集する目的は，基本的には，自分が調剤した薬剤の効果と副作用をチェックし，それらをチーム医療の他のメンバーと共有，薬物治療を含めた治療の経過がうまくいっているかどうかを判断し，次の一手につなげるための決断を行うことだと思います。

　本事例のごとく，在宅訪問を行っている患者さんの状態を判断し急変を見抜き，早期受診を促せたことは，その方の薬物治療の中で起こりうる事態を想定して下された決断に基づくものだったといえるでしょう。

　薬剤師がバイタルサインをどのように活用するかということを，改めて考えるきっかけになる症例だと思います。

第3章 事例報告 在宅療養を支える人々との連携
1. 服薬や体調の情報を看護・介護者に提供・収集する

3 看護師への直接指導を通じて褥瘡治療にあたった事例

症例　80代男性　要介護度2

診断名　アルツハイマー型認知症，不眠症，仙骨部褥瘡，うつ病。
利用中のサービス　訪問診療，訪問薬剤管理指導，訪問看護，訪問介護。
介入時の処方内容・当該処方薬の服用期間
　　　オルセノン軟膏
他科からの処方薬，OTC薬，健康食品などの内容・使用期間　栄養補助としてメイバランスミニ飲用中。
受診・服用開始の経緯　自力歩行困難となり，重度褥瘡もあり，在宅医療へ切り換えとなる。
患者背景
　　廃用症候群のため，ベッドからずり落ちて身動きが取れず救急搬送され，筋肉挫滅症候群の診断で入院。
　　退院後，近医整形外科に通院リハビリ生活を送りながら独居生活となる。
　　半月後，ADL低下，独居不安感により，有料老人ホームへ入居した。
　　翌月，本人希望により退所し自宅へ戻る。半月後，自力歩行可能であったが，急激にADL低下した。
　　その後，自力歩行も困難となり，重度の褥瘡によりさらにADLが低下した。この以前より，うつ病・不眠症のため精神科を受診し，リフレックス，ジプレキサ，エビリファイ，ベルソムラが処方されていたが，在宅療養開始に伴い中止となった。
服薬状況　自身での服薬・使用は困難。訪問看護・介護のサポートが必要である。
特別な医療の状況　褥瘡処置。
患者の生活状況　独居，寝たきり。食事は介助によって少量のみ摂取可能である。
患者の精神状況　精神的に弱く不安になりやすい。
患者の社会状況　独居，金銭的な余裕がなく配慮が必要である。
薬剤師による介入の経緯　在宅医療への切り換えに伴い，医師・ケアマネジャーより薬剤師へ訪問依頼となった。
共同指導などへの参加状況　初回訪問時，ケアマネジャー，訪問看護師，訪問介護とともに担当者会議を実施，患者背景や経緯を確認，具体的な処置内容・頻度の確認を行った。
経過説明　医師・看護師・薬剤師で連携して褥瘡治療を行うことで改善した。介入約2週間後，施設入所となり，在宅医療終了となった。
薬剤師の関わり　初回訪問から，訪問看護師と同行し，創部の経過確認・処置内容確認を行った。また，随時医師に報告・処方提案を行った。

医療・介護チームなどからの情報

患者の訴え, 療養に関する意向 褥瘡を早く治して元気に歩けるようになりたい。
医師からの情報 精神科処方薬服用によるADL低下のおそれがあり服薬中止した。仙骨部褥瘡, 発赤・表皮剥離あり。
ケアマネジャーからの情報 薬剤師の視点からのアドバイスを希望。褥瘡を治し元気を取り戻せるように協力してほしい。

薬学的視点からみた事例の問題点（目のつけどころ）

❶ 仙骨部褥瘡が, 医師から情報提供された「発赤・表皮剥離」のレベルを超えており, 適切な薬剤選択が行われていない。
❷ 褥瘡は訪問看護師により毎日処置が行われているが, 薬剤の使用目的や使用方法についての理解が不十分である。

問題解決のためのアプローチ

1. 問題解決のための支援内容

(1) 褥瘡の状態と治療薬のアンマッチ対策

　仙骨部褥瘡は滲出液が多く壊死組織の疑いもある。一方, 処方薬であるオルセノン軟膏は補水性基剤のため, 浮腫性肉芽形成のおそれがあるほか, 壊死組織除去作用もないことから, 薬剤の効果は期待できず悪化のおそれがあると判断。
　また, 踵や下肢など仙骨部以外にも状態の異なる褥瘡が認められたが, オルセノン軟膏のみの使用指示であり, 黒色壊死組織の褥瘡に対して, 壊死組織除去作用のないオルセノン軟膏では不適切であると判断した。
　そこで, 仙骨部には吸水性基剤から壊死組織除去作用をもつユーパスタ軟膏＋オルセノン軟膏（3：1）, 黒色壊死がある滲出液のない踵や下肢には, 保水性基剤から壊死組織除去作用をもつゲーベンクリームを処方提案した。

(2) 訪問看護師への薬学的指導

　訪問看護師に直接説明しながら, 患者宅で各薬剤のブレンドや使用方法を指導した。
　その後, 仙骨部は滲出液が減少したが, 黒色壊死が認められたため, ゲーベンクリームへの変更を提案した。また, 仙骨周辺部の表皮剥離へ上皮化促進作用に優れているブレンドであるリフラップ軟膏＋テラジアパスタ軟膏（3：7）を追加提案した。
　さらに訪問看護師へは, 舌圧子やドレッシング材を手配・提供し, 軟膏塗布量は厚さを目安とするなど, 具体的に使用方法の指導を行った。

2. 結果・改善点

　仙骨部の滲出液減少, 壊死・表皮剥離が改善し, 踵・下肢の黒色壊死も改善した（図1〜3）。また, 訪問看護師による薬剤の適正使用も可能となった。
　その他, 経済的負担を軽減する視点から, 全額自己負担となるメイバランスミニの代替品が必要と考え, PFC比バランスを考慮しつつ保険が適用されるエンシュアリキッドの処方追加を提案した。

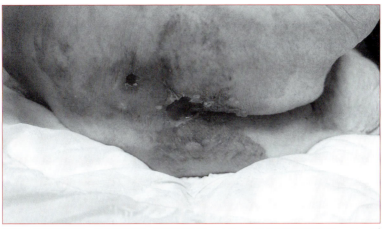

図1 初回訪問時　仙骨部褥瘡，滲出液多量。オルセノン軟膏処方に対し，ユーパスタ軟膏：オルセノン軟膏（3：1）混合への処方変更提案

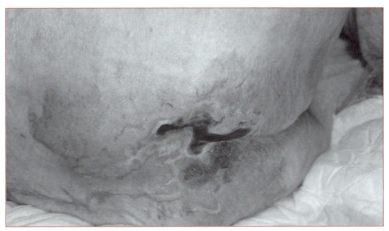

図2　7日後　滲出液量減少。黒色壊死部へゲーベンクリーム，周囲の表皮剥離部へは，リフラップ軟膏：テラジアパスタ軟膏（3：7）へ処方変更。

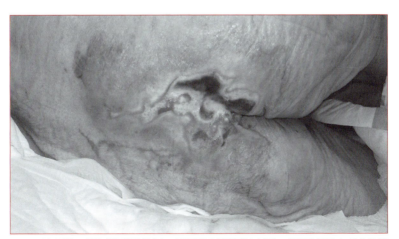

図3　12日後　黒色壊死部が減少。周囲表皮剥離部も減少。施設入所となり介入終了。

3. 今後の課題

　介入後2週間で施設入所となったため，患者が希望していた「元気で歩けるように」を実現するまでの関与はできなかった。本事例を元に在宅での褥瘡治療全体の課題を考えると，褥瘡治療は日々経過観察を行い，適切な薬剤選択や処置方法を随時検討する必要性があることから，訪問看護師と同行し治療に介入するためには，薬剤師の時間やマンパワーの確保が課題といえる。

考察

　褥瘡治療において，薬の専門家である薬剤師が介入し，実際に処置を行う訪問看護師にも指導を行うことで，適切な薬剤選択や使用方法の徹底が可能となった事例です。薬剤師の介入により，状態の悪化に対し早期治療につながったことで，医療費の削減も期待でき，褥瘡で苦しむ患者を救うことができることが示せました。また，高齢者の体位変換などに慣れていない薬剤師も，看護師に同行することで安全に患部の状態を確認することができました。この「訪問看護の場に同行させてもらう」という姿勢は，「患者のために力を尽くしたい」という気持ちを表すことにもなり，多職種連携の基礎となる信頼関係を形成することにつながりました。

　褥瘡発症・悪化を予防できるよう，日頃から褥瘡リスクのある在宅患者への注意喚起が必要です。適切な薬剤選択が行われ治療を円滑に進めるためには，滲出液や壊死組織の有無などを，視覚や嗅覚などを用いて経過観察することが必要です。そのためには，薬剤師が積極的に患者のベッドサイドに赴き，医師・看護師など他職種との綿密な連携を行うことが必須であると考えます。そのためにも，医師・看護師に加え薬剤師の在宅褥瘡管理者の資格取得を可能にし，在宅患者訪問褥瘡管理指導料算定が可能となることを期待します。

　また，本症例患者のように，向精神病薬によるADL低下に伴い褥瘡を発症する高齢者も多いと考えられるため，適切な内服薬処方の観点からも薬剤師の介入が期待されます。

　　　　　　　　　　森　麻美子，奈良　健（株式会社サン薬局　在宅薬物治療支援部）

Dr. ハザマのコメント

　薬剤師は医師の指示どおりに医薬品を準備し，わかりやすい説明とともに患者さんにお渡しすることが仕事のすべてではありません。その薬剤が，患者さんの問題を本当に解決しているかどうかをチェックしながら，薬剤師でしか発揮できない専門性に基づいて，チーム医療のなかで有機的に活動することが大切です。

　そういった観点からは，創部の状態によって基剤や薬剤の内容の調整が必要な褥瘡治療は，薬剤師のさらなる活躍が期待される分野だと思います。「薬剤師は人の体に触れていいの！？」という時代もありましたが，それも今は昔。看護師は，薬剤師が薬を準備して運んでくれる人ではなく，ともに患者さんの状態を良くしてくれる人なのだということがわかれば，薬剤師と看護師の関係も大きく変わります。本事例のような取り組みを参考に，ぜひ，第一歩を踏み出していただきたいと思います。

第3章 事例報告 在宅療養を支える人々との連携
2. 医師・歯科医師との連携事例

1 在宅医療を行っていない医師と患者をつないだ事例

> **症例** 89歳男性　要介護度1

診断名　徐脈性不整脈，高尿酸血症，逆流性食道炎，左第一趾変形性関節症。
利用中のサービス　デイサービス（週2回）。
介入時の処方内容・当該処方薬の服薬期間

ラシックス錠20mg	1回1錠	1日1回	朝食後
ザイロリック錠100mg	1回1錠	1日1回	朝食後
ラニラピッド錠0.1mg	1回1錠	1日1回	朝食後
ニバジール錠4mg	1回1錠	1日2回	朝夕食後
ロキソニン錠60mg	1回1錠	1日2回	朝夕食後
トラムセット配合錠	1回1錠	1日3回	毎食後
メキシチールカプセル100mg	1回1カプセル	1日3回	毎食後
タケプロンOD錠15mg	1回1錠	1日1回	夕食後
ロキソニン錠60mg	1回1錠	痛むとき	

・2013年5月〜

他科からの処方薬，OTC薬，健康食品などの内容・使用状況　なし。
受診・服用開始の経緯　不明。
患者背景・服薬状況　アドヒアランス不良によるコンプライアンス不良。痛みが取れないからと昼間からアルコールを痛飲，また足が痛くて歩けないため，患者本人は受診せず。病院からは，この状況では処方できないといわれるが，ご主人に怒鳴られるのが嫌で奥さんが毎回受診。患者は痛くなるとアルコールでロキソニンを2錠服用。またトイレに立てないため排尿は洗面器に行い，ポータブルトイレに廃棄。便が出ないとかんしゃくを起こして自分で摘便。かなりの不潔状態。
特別な医療の状況　なし
患者の生活状態　1日中こたつで横になってテレビを見て過ごしている。食事は奥さんが用意するが粗末で栄養状態は不良。家も不潔状態。
患者の精神状態　性格は短気でわがまま。
患者の社会状況　近所に奥さんの弟がいるが，仲は悪い。週2回デイサービスに行くが，それ以外はずっと家で横になってテレビを見ている。
薬剤師による介入の経緯　以前より患者の薬を調剤していたが，処方の経過（後述）からロキソニンの乱用と定期薬のコンプライアンス不良を疑い自宅訪問。副作用の発現の危険性が高かったため，定期的な訪問を開始。
共同指導などへの参加状況　担当者会議には毎回参加。

医療・介護チームなどからの情報

患者・家族の訴え，療養に関する意向 （患者）痛みさえ取れればいい，酒とタバコがあればいい。病院にかかるくらいなら死んだほうがまし。（奥さん）ご主人に怒られなければいい。

医師からの情報 本人が受診したがらないので困っている。薬剤師が訪問してどうにかできるなら協力したい。

ケアマネジャーからの情報 訪問するもわがままでいうことを聞いてもらえず困っている。薬剤師が訪問することによって状況が変わるならぜひ訪問して今の状況を変えたい。

薬学的視点からみた事例の問題点（目のつけどころ）

❶ アドヒアランス不良に伴うコンプライアンス不良。
❷ 高齢，やせ型で腎機能低下に伴うロキソニンの副作用の発現の回避。
❸ コンプライアンス向上による痛み，便秘の管理と副作用モニタリング。

問題解決のためのアプローチ

在宅訪問開始までの処方の経過は以下のとおり。

```
2/28   ロキソニン頓服 10 回分
3/5    定期薬 21 日分＋頓服 10 回分
3/16，3/19，3/22，3/26，4/5，4/13　ロキソニンの頓服のみ 10 回分処方
4/17   定期薬 21 日分＋ロキソニン頓服 10 回分
```

明らかにロキソニンの乱用と定期薬のコンプライアンス不良が疑われるため，自宅を訪問。残薬を確認したところ，ロキソニンは残薬なし，朝食後服用分は 10 日分の残薬，昼食後服用分は 7 日分の残薬，夕食後服用分は残薬なしという状況。ロキソニンの副作用発現の危険性が高かったため，処方医の指示をとって訪問を開始した。

1. 問題解決のための支援内容

(1) アドヒアランス不良への対策

アドヒアランス向上のため，本人の薬に対する理解度や認識を確認し，理解できるまで説明を行った。

そのうえで服薬コンプライアンス向上のため，壁掛け式のお薬カレンダーを用意。設置 2 日後に様子を見にいくと，床に薬が散乱した状態。患者は立てないためカレンダーを床に落としていた。生活を見る視点が足りずに患者に迷惑をかけたと反省。ただちに，ベッド脇の机の上に置くボックス型に変更して服薬支援を継続した。

(2) ロキソニンの副作用回避と疼痛の軽減

年齢から CLcr を推算すると約 36 mL/min となり（図 1），重篤な腎障害患者に禁忌となっているロキソニン（図 2）の大量服用を回避する必要があると考え，ロキソニンを中止しトラムセットのみによる疼痛管理を行うよう医師に提案し，処方変更と

```
年齢しかわからない場合
    25歳を過ぎるとCLcrは1%/年で低下する。
    CLcr＝100 mL/min－(年齢－25)×1.0 mL/min

この患者で推算すると
    CLcr＝100 mL/min－(89－25)×1.0 mL/min＝36 mL/min
```

図1　クレアチニンクリアランス（CLcr）の推測

```
• 『CKD診療ガイド2012』より
    CLcr：10～50 mL/min
    トラムセット配合錠　腎機能正常者の50％まで。
    ロキソプロフェンナトリウム水和物　腎機能を悪化させるおそれがあるため重
    篤な腎障害には禁忌。

• ロキソニンの添付文書より
  【禁忌】（次の患者には投与しないこと）
    4. 重篤な腎障害のある患者〔急性腎不全，ネフローゼ症候群等の副作用を発
       現することがある。〕
    5. 重篤な心機能不全のある患者〔腎のプロスタグランジン生合成抑制により
       浮腫，循環体液量の増加が起こり，心臓の仕事量が増加するため症状を悪
       化させるおそれがある。〕
```

図2　処方された鎮痛薬と腎機能の関係

```
ある薬剤の投与間隔を消失半減期（$t_{1/2}$）で割った値が……
    ❶ 3倍以下の場合
       消失半減期の5倍の時間連続投与することで，薬物血中濃度は定常状態に
       達する。
    ❷ 4倍以上の場合
       定常状態のない薬である。
```

図3　Ritschelの理論

なった。その際，トラムセットも腎機能に合わせて投与量を設定する必要があることを合わせ伝えた。

しかし，トラムセット服用でも痛みが取れなかったため，さらに医師と相談してリリカの追加も検討したが，リリカの投与量はCLcr 15 mL/min以上30 mL/min未満では初期25～50 mg/分1～2，維持75 mg/分1，最高150 mg分1～2と使いづらいため，腎機能に応じた投与量調節の必要がないノイロトロピンを追加することにした。

(3) コンプライアンス向上に伴う新たな問題の回避など

お薬ボックスの使用などにより，コンプライアンスが向上したことで，ラニラピッド錠による副作用発現の可能性も考え，対応を検討した。ラニラピッド錠の血中半減期は約20～24時間で，約5日で定常状態に達すると考えられる（図3）。患者は高齢者なので定常状態まで2倍の10日はかかるとも考えられたが，念のためコンプライアンス安定後4日目に訪問したところ，奥さんから患者が「『吐き気がする』と言い出して昨日から酒を飲まなくなった」との情報。バイタルサインを確認したところ，徐脈とひどい不整脈があり，あわてて病院へ連れて行くことになった。病院でジギタ

表1 介入前後の処方内容の変化

介入時	介入後
ラシックス錠 20 mg	ラシックス錠 20 mg　1回1錠　1日1回朝食後（変更なし）
ザイロリック錠 100 mg	中止
ラニラピッド錠 0.1 mg	中止
ニバジール錠 4 mg	ニバジール錠 4 mg　1回1錠　1日2回朝夕食後（変更なし）
ロキソニン錠 60 mg	中止
トラムセット配合錠	トラムセット配合錠　1回1錠　1日3回毎食後（変更なし）
メキシチールカプセル 100 mg	中止
タケプロンOD錠 15 mg	タケプロンOD錠 15 mg　1回1錠　1日1回夕食後（変更なし）
ロキソニン錠 60 mg（頓用）	中止
	酸化マグネシウム錠 330 mg　1回1錠　1日3回毎食後
	ノイロトロピン錠 4単位　1回2錠　1日2回朝夕食後

リスの血中濃度を測ると 2.5 ng/mL（有効血中濃度は 0.8〜2.0 ng/mL）の中毒状態だった。

その後、患者から「痛みさえ取れれば、心臓はどうでもよい」との意向が示されたことから、ラニラピッド錠、メキシチールカプセル、ザイロリック錠は中止となった。

便秘に対してはカマグが追加となったため、訪問時にグル音を聴いて薬効を確認。便秘の改善により、本人の摘便がなくなり、清潔度がアップした。さらに、ケアマネジャーと相談し、ヘルパーに週に2回訪問してもらうことにし、自宅の清潔度と奥さんの介護負担の軽減を行った。最終的な処方内容は表1のとおりとなった。

2. 結果（改善点）

患者の最大の問題である疼痛管理については、ロキソニンを中止しトラムセット錠とノイロトロピンの併用に変更したことで、患者の痛みが軽減した。また、ロキソニン大量服用で予想される危険性も未然回避できたと考える。

お薬ボックスの使用によりコンプライアンスが改善したことで、今度は過量服用になってしまう危険性を考え、特にジギタリス製剤であるラニラピッドに注目して、患者状態の継続的な把握を行ったところ、やはりジギタリス中毒症状が起きたものの、迅速な対応が可能であった。

3. 今後の課題

この後もいろいろあった患者だが、冬の寒い日に凍えているのを発見し、奥さんでは介護に限界があると判断し、冬の間は施設で過ごし、春になったら帰宅する計画を立てた。しかし、入所した施設で肺炎を起こし、家で最後を迎えたいという希望もあったが叶わなかった。

なお、現在は弟さんの希望もあり、奥さんに対して居宅の支援を行っている。

考　察

医師が在宅医療に興味がなく、ほぼ放置状態であった患者に対して、薬剤師が窓口となって問題点を見つけ出し、積極的に関与することで患者のQOLが明らかにアップした事例です。当初の処方内容から未来を予測し、対処したことで、大事に至らず

にすんだと思われます。

　医師もこの患者を問題視はしていましたが，どのように関わるかが見いだせない状況でした。そこに薬剤師が積極的に関与することによって，アドヒアランスの向上に伴うコンプライアンスの向上，痛みのコントロールと薬効評価，また薬物動態を考えることにより副作用の重篤化回避につながったと考えます。

　まだ，筆者のエリアでは在宅医療に対する取り組みは少なく，現在，在宅医療を行う医療機関，薬局はほぼゼロという状況です。しかし，薬剤師が関与することによって患者のQOLが向上することが医師に認知されれば，地域の在宅ケアの促進につながるのではと考えています。

千代延　誠治（神埼薬局神埼橋店）

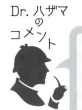

Dr.ハザマのコメント

　医療の現場は決して美しいものではありません。特に，高齢者の自宅での療養となると，にわかには信じがたい情景が繰り広げられていることがあります。今まで調剤室の中で，きれいな仕事をすることに慣れていた薬剤師にはカルチャーショックがあるかも知れませんが，こういう自宅から患者さんが通っていることもあるのだと考えておくことも，店頭での服薬指導に活かせるのではないかと思います。

　また，生活環境の整備，生活の質，服薬コンプライアンス，副作用などなどさまざまな問題が山積し，もう，どこから手をつけてよいかわからず，ため息をついてしまうこともよくあります。本事例もそうですが，そういったときには，絡まった糸をほぐすように，1つひとつの課題を解決していくことが大切で，その結果，一気に視野が広がることはしばしばあります。

　こういった現場での体験を積み重ねていくことで，プロとしての凄みが作られることがあります。ぜひ，臆せずに，現場に飛び込んでいっていただきたいと思います。

第3章 事例報告 在宅療養を支える人々との連携
2. 医師・歯科医師との連携事例

2 SNSを利用した医療者間の情報共有により治療方針を統一した事例

症例　40代女性

診断名　胃がん，がん性疼痛。
利用中のサービス　訪問診療，訪問看護，訪問リハビリ，訪問薬剤管理指導。
介入時の処方内容

フルカリック2号輸液	1003mL/24hr	（持続投与）
ワンデュロパッチ	1.7mg/日	
ナウゼリン坐剤 30mg	1日2個	嘔気時
ランマーク皮下注 120mg	1.7mL/瓶	
輸液チューブセット，ヒューバー針		

退院処方

ジプレキサザイディス錠 5mg	1回0.5錠	1日1回寝る前
ツムラ牛車腎気丸エキス顆粒 2.5g	1回3包	1日3回毎食前
ノバミン錠 5mg	1回1錠	1日2回朝夕食後
セパゾン錠1	1回1錠	1日2回朝夕食後
ベンザリン錠 5	1回1錠	1日1回寝る前
セルタッチパップ70	用法用量不明	
ビーソフテンクリーム 0.3%	25g	用法不明

・在宅開始後，嘔気がひどくなり上記のうち内服薬はすべて中止。

他科からの処方薬　（入院時にがん化学療法を施用）

タキソール注射液	詳細不明

受診・訪問の経緯　外来がん化学療法中のため，在宅加療中は他症状管理の訪問となる。
患者の生活状況　医療費は3割負担で高額になるため，金銭的負担を軽減したい。
患者の精神状況　将来的不安，経済的不安はあるが，がん化学療法により病状が改善する希望がある
患者の社会状況　家族（親）と同居。関係は良好。
薬剤師による介入の経緯　外来化学療法中のため，在宅加療中は他症状管理の訪問となる。定期的な薬剤管理および症状管理，緊急時の薬剤対応での訪問薬剤管理指導開始となる。
共同指導などへの参加状況　本ケースでは退院カンファレンスは行われなかった。随時サービス担当者会議，退院カンファレンスに参加。
経過説明・薬剤師の関わり　パクリタキセル（タキソール）による化学療法後，胃全摘。セカンドオピニオンも受けており，症状緩和・改善のために自分でインターネットなどを検索し，民間療法や効果的な治療法があれば，積極的に受けたいという姿勢がある。精神的不安と術後の状態，化学療法による嘔気，四肢麻痺と痛みが強い。また，症状を訴えても入院中に医師との信頼関係が築けず，医療機関に対しての不信

感がある。がん性疼痛管理，パクリタキセルによる副作用の経過，薬剤および日常生活での症状緩和に関する情報提供と，医療機関をはじめとする多職種への情報共有を行った。

医療・介護チームなどからの情報

患者の訴え，療養に関する意向 ①在宅療養を継続するにあたり，医療費を軽減したい，②嘔気，四肢の痺れ・痛みを軽減したい，③症状が改善するのであれば，さまざまな治療法を試してみたい，④化学療法により原疾患の緩和，嘔気症状が改善したら，経口摂取を行いたい。

在宅医師からの情報 外来がん化学療法を継続し，在宅療養での症状管理と疼痛緩和を行う。医療費に関して，家族より負担増を抑えてほしいとの要望があり，薬剤師もどのように軽減できるか考えてほしい。

薬学的視点からみた事例の問題点（目のつけどころ）

❶ 主治医へ相談せずインターネットで調べた治療法や薬剤などを試してしまう。
❷ パクリタキセルによる四肢麻痺，疼痛症状が緩和しないことに患者が不安を抱いている。
❸ 病院主治医の定期受診後，輸液がエルネオパ2号1,000 mL＋リン酸Na補正液0.5 mmol/mL（0.5 mol/20 mL），硫酸Mg補正液1 mEq・mL（0.5 mol/20 mL）に変更となった。薬剤追加に伴う金銭面での不安がある。

問題解決のためのアプローチ

1. 問題解決のための支援内容

(1) 相談なしに他の治療を行う

　　パクリタキセルの四肢麻痺の副作用に対して，高濃度ビタミンC点滴が効果があるという情報を得て，近医にて自費診療を行っているということを知る。事前に在宅主治医への相談はなく，近医にも診療情報，病状経過，既往歴の詳細はほぼ伝えていない。初回は末梢血管より投与を行ったが，末梢血管に針が入りにくく，次回はCVポートより投与するとのことで帰宅した。その後，薬剤師の訪問時に点滴を行ったことが伝えられ，自費診療は高額なので自宅で高濃度ビタミンC点滴を投与できないかという相談を受けた。

　　そこで，在宅主治医と近医との情報共有（既往歴や症状経過）なしに受診する危険性を伝え，高濃度ビタミンC点滴は自費診療で適応外使用になる点を伝えた。その後，SNS型の情報共有型ツールを用いて在宅主治医はじめ他職種に情報提供を行い（図1，2），在宅主治医よりムンテラを行ってもらった。

(2) 四肢麻痺，疼痛への不安感

　　パクリタキセルの四肢麻痺に関しては，数カ月以内に改善することが多いといわれているが，半年以上継続していることに不安感が強かった。そこで，手袋や靴下など

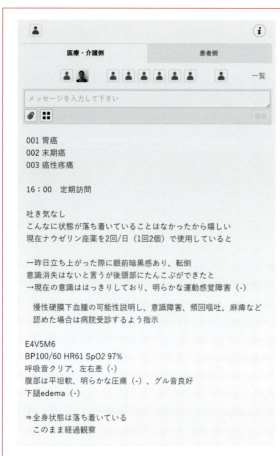

図 1 「Medical Care Station」を用いた情報共有の例（1）

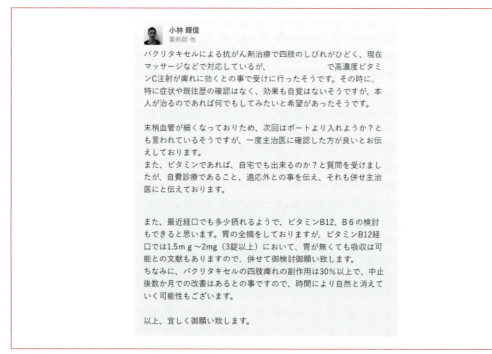

図 2 「Medical Care Station」を用いた情報共有の例（2）

表1 追加処方を調剤した場合の試算

	点数（金額）	毎月の金額	患者負担額（3割）
無菌調剤加算	65点（650円）	19,500円（30日換算）	5,850円/月
訪問薬剤管理指導料	650点（6,500円）	26,000円（7日ごと・4回/月）	7,800円/月
合計		45,500円	13,350円/月

を着用することによる冷え防止，血行マッサージの提案を行った。

また，検査データより四肢の感覚障害に関して，ビタミン剤および微量元素の補充目的での追加処方が検討された。このうちビタミンについては，経口摂取・経口投与も徐々に行えるようになってきたため，ビタミンB_6，B_{12}の経口投与を検討。胃部全摘に伴うビタミン剤の吸収悪化を考慮した結果，ビタメジン配合カプセルB 25 mgが追加処方となった。

微量元素については，輸液をフルカリックからエルネオパ＋リン酸Na補正液＋硫酸Mg補正液に変更した。

(3) 処方追加による金銭的な不安

当初は無菌調製を行い，7日ごとに訪問の計画を立て，医療費の試算を検討した（表1）。

訪問時に試算計算を伝え，患者本人・家族および在宅主治医，訪問看護師と相談し，エルネオパへのリン酸Na補正液，硫酸Mg補正液の混合調製は薬局で行わず，手技を本人・家族に指導することにより使用直前に自ら調製する方針となった。

2. 結果

調製に関しては，医師，訪問看護師，薬剤師が手技を確認しながら行うことで，スムーズに導入できた。

また，シリンジや注射針などの医療物品は医療機関より払い出してもらい，薬局はそれら物品の管理を行った。

パクリタキセルによる四肢麻痺の症状は，日数経過と微量元素補液とビタミン剤の内服投与により軽減し，2階居室から1階まで降りてこられるようになった。

考　察

患者は，抗がん薬による副作用の長期的継続や高額な医療費に対して，医療や主治医，在宅主治医に対して不信感を持っていました。しかし，他職種との双方向性の情報共有により，治療方針を統一でき，患者の不安感の払拭にもつながりました。

患者の在宅療養を支えるのは，医療・介護チームの連携が必須です。チームが同一機関内であればリアルタイムかつ細やかな情報共有も可能ですが，地域においては別施設がチームを組むことが多くあります。そのため，情報共有にお互いの時間を拘束されることが負担になる現状があります。

他職種との連携はFace To Faceの関係が基本ですが，時間を束縛されない多方向性の情報共有ツールの活用は，患者の在宅療養を支えるうえで有用でした。なお，今回の事例では，「Medical Care Station」という完全非公開の医療介護専用SNSというツールを用いました。

小林　輝信（徳永薬局）

Dr. ハザマのコメント

　チーム医療を推進する際に，情報共有は欠かせません。病院であれば，カルテで情報共有ができますが，在宅療養支援の現場では，場所が分かれているだけでなく，カルテ，薬歴，看護記録，介護記録とそれぞれの文書も分かれており，さらには，事業所も別々のことが多いためになかなか迅速な情報共有が難しくなります。

　そういう状況を打破するために，時間と空間のギャップをやすやすと乗り越えさせてくれるICTの力を活用することが有効です。特に，モバイルデバイスが進歩し，ユビキタス社会が到来したことの影響もあり，この数年，急激に在宅療養支援の現場での情報共有は進んできました。

　価格もこなれてきたので，いずれ，多くの現場でこのような情報共有が進んでいくだろうと予想されます。

第3章 事例報告 在宅療養を支える人々との連携
2. 医師・歯科医師との連携事例

3 歯科医師との連携が患者の体調管理に役立った事例

症例　80代男性　要介護度2

診断名　COPD，前立腺肥大症，狭心症，認知症。
利用中のサービス
　　医療系サービス：訪問歯科診療，訪問薬剤管理指導。
　　介護系サービス：呼吸ケアリハビリテーションつきデイサービス。
介入時の処方内容・当該処方薬の服用期間

泌尿器科		
ナフトピジルOD錠75mg	1回1錠	1日1回 朝食後
アボルブカプセル0.5mg	1回1C	1日1回 朝食後

呼吸器内科		
ドネペジル錠5mg	1回1錠	1日1回 朝食後
セレベント50ディスカス50μg 60吸入	1回1吸入	1日2回
硝酸イソソルビドテープ40mg	1回1枚	1日1回

OTC薬，健康食品など　不明。
患者背景，服薬状況　難聴のため筆談や家族からの聴取で状況を確認。
患者の生活状況　自宅から出たがらず，1日中何もすることがないので寝て過ごしていた。
患者の精神状況　配偶者以外には人当たりよく温厚。しかし，配偶者には高圧的。
患者の社会状況　配偶者と2人で生活するが，夫婦仲はよくない。長男・長女は車で1時間の距離に住んでおり，通院介助は長女が付き添って迷子にならないようフォロー。
薬剤師による介入の経緯　以前から訪問薬剤管理指導（介護認定後は居宅療養管理指導）を行っていた患者。急激な体重減少は咀嚼に問題があると考え，歯科医師に相談。訪問歯科診療も開始となった。
共同指導などへの参加状況　なし。

医療・介護チームなどからの情報

家族の訴え，療養に関する意向　ドネペジルが増量（1日3mgから5mg）になってから，急に暴力的になり首を絞めるような行為が始まった。手を挙げられたのは初めて。
医師からの情報　本事例に関しては特になし。
ケアマネジャーからの情報　なし。
デイサービススタッフからの情報　ドネペジルの服用を開始してから急激に体重が減少した。

薬学的視点からみた事例の問題点（目のつけどころ）

❶ 急激な体重減少は薬剤の影響か。
❷ 暴力的な行為は薬剤の影響か。

問題解決のためのアプローチ

1. 問題解決のための支援内容

(1) 体重減少への対応

ドネペジル増量と同時に，1週間で5％以上の体重減少があったとの訴えがあり，デイサービスと家族に確認したところ，固形物を食べられなくなり流動食のみになっているとのこと。食べられないことが薬の副作用によるものと判断する根拠はないが，噛みづらいとの訴えがあったので，至急歯科医師に相談。訪問歯科診療が開始となった。

(2) 配偶者への暴力行為

ドネペジル増量に伴う薬剤過敏性の反応を疑い，歯科医師に唾液の量の変化を確認依頼し，唾液の増加を確認。ドネペジルの副作用による興奮を疑い，処方医に減量もしくは処方変更を相談。

(3) 唾液量の増加に伴う新たな問題への対応

薬剤師が患者の肺音聴取を行ったところ，雑音が認められた。認知症により嚥下機能が低下している可能性があるなかで，さらに唾液量が増加したことに伴う誤嚥性の肺雑音を疑い，ドネペジルの処方医に合わせて報告した。

2. 結果（改善点）

歯科医が治療を行ったところ，すぐに固形物を食べられるようになり，体重も改善した。介入当初は力が入らず歩くこともままならない状態だったが，状態の改善に伴い歩行の状況も改善がみられた。ドネペジルの増量と同時期に発生した問題だが，薬剤の影響による咀嚼機能の変化かどうかは不明。

配偶者への暴力的な行為については，ドネペジルの影響かどうかを評価中に入院（後述）という事態となったため，結論を得るには至らなかった。

肺雑音に関しては，報告後の受診で検査を行ったが問題ないと診断され，ドネペジルの用量は継続となった。受診の1週間後に薬剤師が訪問し，再度肺雑音を確認。医師に報告したところ，急変がない限り次回受診まで様子見となった。しかし，その後急変し，肺炎のショック症状でICUに入院となった。

患者は意識回復後，病院でリハビリ訓練を行っていたが，入院中に死亡した。そのため，暴力的な行為や肺炎の症状が，薬剤の影響によるものかは評価できなかった。

3. 今後の課題

入院により薬剤師の介入は一時中断となり，患者が入院中に死亡したことから介入は終了した。

考　察

　薬剤の増量後に，口腔に関連する複数の問題が生じたものの，歯科医師との連携で解決していった事例です。患者に起こった問題について，薬剤の影響を考えるだけでなく，問題の解決に向けて患者を適切な治療に結びつける役割も求められることが理解していただけると思います。

　一方で，薬剤に関連した誤嚥の可能性を処方医に訴えても，なかなか反映されず患者の状態悪化を招くという経験もしました。検査上問題ないと診断されても，薬剤師が副作用を疑う薬があるのであれば，薬剤師の専門性と根拠をもって，大丈夫と確認するまでは経過を追うことが重要だと気づかされました。

　高齢者の場合，肺炎でも高熱が出るとは限らず，薬剤師が訪問時に行う酸素飽和度の測定や肺音聴取，呼吸様式の目視など複数の条件を検討して，医師に相談する必要があります。

　薬剤師は高度な検査や診断ができないので，医師をはじめ多職種との協働が重要です。そのために，関係者一同が尊重・協力しあえる円滑な関係づくり（コミュニケーション技能），誠実な医療人としてのお節介心（態度や度量），しつこさを保てる専門性（知識）を日々自問自答し，実践，改良していくことが重要と考えます。

坂井　美千子（株式会社薬心堂　さかい薬局グループ）

Dr. ハザマのコメント

　患者の状態をどのように判定するかは，専門職それぞれによって異なります。医師，歯科医師，薬剤師，看護師は，それぞれが受けてきた教育が異なりますから，当然，同じように見えても微妙に異なりますし，場合によっては，相反するような意見がでます。

　本事例は，薬剤師の見立てによって歯科医師が介入し，状況の改善が見込まれそうになったものの，結果的には死亡という転帰をたどっています。

　医療に「たら，れば」はありませんが，もし，薬剤師の見立てがもう少し活かされる環境があれば，とも感じられる事例です。本事例の方については，残念な結果ともいえますが，こういう事例を1つずつ積み重ねていくことで，臨床現場での薬剤師の活動に迫力が出てくるのだろうと思います。一例一例を大切にしつつ，1つひとつにはこだわりすぎないという微妙なバランス感覚を磨いていただければと思います。

資料

資料

1 「患者のための薬局ビジョン」
(抜粋)

　これからの薬剤師，薬局のあり方を考えるうえで影響が大きいと思われるのが，2015年10月に厚生労働省が発表した『患者のための薬局ビジョン』です。厚生労働省が今後の薬剤師・薬局に期待する姿を報酬面・予算面・税制面でバックアップしていくものとして示した同ビジョンですが，精読する時間がない方のために，内容をダイジェストして掲載します。なお，掲載した箇所でも脚注は省略しています。
　詳細については，厚生労働省のウェブサイトから全文をダウンロードしてご覧になることをお勧めします。
　　http://www.mhlw.go.jp/stf/houdou/0000102179.html

患者のための薬局ビジョン
～「門前」から「かかりつけ」，そして「地域」へ～
平成27年10月23日　厚生労働省

第1　はじめに

1. 医薬分業のこれまでの経緯
(略)

2. 医薬分業に対する指摘及び規制改革会議等の動き
(略)

○こうした問題に対応するため，「規制改革に関する第3次答申」(平成27年6月16日規制改革会議)や「規制改革実施計画」(平成27年6月30日閣議決定)では，以下のような内容が盛り込まれた。
- 地域包括ケアの推進において，薬局及び薬剤師が薬学的管理・指導を適切に実施する環境を整える観点から，かかりつけ薬局の要件を具体的に明確化するなど，薬局全体の改革の方向性について検討すること。
- 薬局の機能やサービスに応じた診療報酬となるように，調剤報酬の在り方について抜本的な見直しを行い，サービスの質の向上と保険財政の健全化に資する仕組みに改めること。門前薬局の評価を見直すとともに，患者にとってメリットが実感できる薬局の機能は評価し，実際に提供したサービスの内容に応じて報酬を支払う仕組みに改めるなど，努力した薬局・薬剤師が評価されるようにすること。
- 薬局においてサービス内容とその価格を利用者に分かりやすく表示し，利用者が薬局を選択できるようにすること。

- 今後の医薬分業推進における政策目標や評価指標を明確化し，PDCAサイクルでの政策評価を実施し，制度の見直しに反映させること。

○また，以下のような問題など，国民からの薬剤師・薬局への信頼を揺るがしかねない事案も発生しており，薬剤師・薬局のあり方自体が大きく問われる状況となっている。

(以下略)

3. 薬局ビジョン作成の趣旨

○こうした状況を踏まえ，平成27年5月26日の経済財政諮問会議において，厚生労働大臣から，医薬分業の原点に立ち返り，57,000の薬局を患者本位のかかりつけ薬局に再編するため，年内に「患者のための薬局ビジョン」を策定する旨が表明された。また，「経済財政運営と改革の基本方針2015」（平成27年6月30日閣議決定）においても，かかりつけ薬局の推進のため，薬局全体の改革について検討することが明記された。

○本ビジョンは，上記の経緯を踏まえ，患者本位の医薬分業の実現に向けて，かかりつけ薬剤師・薬局の今後の姿を明らかにするとともに，団塊の世代が後期高齢者（75歳以上）になる2025年，更に10年後の2035年に向けて，中長期的視野に立って，現在の薬局をかかりつけ薬局に再編する道筋を提示するものである。

○ここで，「患者のための」としているのは，本ビジョンが「患者・住民にとって真に必要な薬局の機能を明らかにする」ものであるとともに，医薬分業が本来目指す，患者・住民が医薬品，薬物療法等に関して安心して相談でき，患者ごとに最適な薬物療法を受けられるような薬局のあり方を目指すことを指している。

○患者本位の医薬分業を実現するという本ビジョンの趣旨・目的に即し，ビジョン全体を貫く基本的な考え方は，以下の通りである。

❶ ～立地から機能へ～
- いわゆる門前薬局など立地に依存し，便利さだけで患者に選択される存在から脱却し，薬剤師としての専門性や，24時間対応・在宅対応等の様々な患者・住民のニーズに対応できる機能を発揮することを通じて患者に選択してもらえるようにする。

❷ ～対物業務から対人業務へ～
- 患者に選択してもらえる薬剤師・薬局となるため，専門性やコミュニケーション能力の向上を通じ，薬剤の調製などの対物中心の業務から，患者・住民との関わりの度合いの高い対人業務へとシフトを図る。

❸ ～バラバラから一つへ～
- 患者・住民がかかりつけ薬剤師・薬局を選択することにより，服薬情報が一つにまとまり，飲み合わせの確認や残薬管理など安心できる薬物療法を受けることができる。
- 薬剤師・薬局が調剤業務のみを行い，地域で孤立する存在ではなく，かかりつけ医を始めとした多職種・他機関と連携して地域包括ケアの一翼を担う存在となる。

第2 かかりつけ薬剤師・薬局の今後の姿

1. かかりつけ薬剤師・薬局が持つべき機能

(1) かかりつけ薬剤師・薬局の意義

○ 医薬分業の本旨は,薬剤師による処方内容のチェックを通じた医薬品の適正使用である。薬物療法の有効性・安全性を確保するためには,服薬情報の一元的・継続的な把握等が必要であることからすると,かかりつけ薬剤師・薬局は医薬分業の原点そのものであると言える。

○ 複数の医療機関・診療科を受診した場合でも,患者が日頃からかかりつけとなる薬剤師・薬局を選び,調剤を受けることで,服薬情報の一元的・継続的な把握とそれに基づく薬学的管理・指導が行われ,医薬分業が目指す安全・安心な薬物療法を受けることが可能になる。

○ こうした医薬分業の本旨を踏まえると,かかりつけ薬剤師・薬局は,地域における必要な医薬品(要指導医薬品等を含む。)の供給拠点であると同時に,医薬品,薬物治療等に関して,安心して相談できる身近な存在であることが求められ,また,患者からの選択に応えられるよう,かかりつけ医との連携の上で,在宅医療も含め,患者に安全で安心な薬物療法を提供するとともに,地域における総合的な医療・介護サービス(地域包括ケア)を提供する一員として,患者ごとに最適な薬学的管理・指導を行うことが必要である。

○ 薬剤師・薬局は,本来,高い倫理性と使命感を持ち,公共性を発揮することが求められている存在であることを忘れてはならない。

(中略)

○ 薬剤師が,「かかりつけ」としての役割・機能を発揮するためには,調剤業務など薬局内業務だけではなく,在宅医療やアウトリーチ型健康サポートなど薬局以外の場所での業務を行う必要があるが,こうした業務を成功させる基盤として,かかりつけ医を始めとした多職種・他機関と連携することはもとより,積極的に地域活動に関わり,地域に溶け込み,信頼を得る必要がある。

(2) かかりつけ薬剤師とかかりつけ薬局の関係

○ 医薬分業のメリットを改めて患者の立場から説明すると,以下のように示すことができる。

　ア　服用歴や現在服用中の全ての薬剤に関する情報等を一元的・継続的に把握し,次のような処方内容のチェックを受けられる。
　　・複数診療科を受診した場合でも,多剤・重複投薬等や相互作用が防止される。
　　・薬の副作用や期待される効果の継続的な確認を受けられる。

　イ　在宅で療養する場合も,行き届いた薬学的管理が受けられる。

　ウ　過去の服薬情報等が分かる薬剤師が相談に乗ってくれる。また,薬について不安なことが出てきた場合には,いつでも電話等で相談できる。

　エ　かかりつけ薬剤師からの丁寧な説明により,薬への理解が深まり,飲み忘れ,飲み残しが防止される。これにより,残薬が解消される。

○ 患者がこうした医薬分業のメリットを享受できるようにするためには,薬局において,単に服薬情報を管理しているだけではなく,患者の過去の副作用情報の把握や在宅での服薬指導等,日頃から患者と継続的に関わることで信頼関係を構築し,薬に関していつでも気軽に相談できる,かかりつけ薬剤師がいることが重要である。また,薬剤師としても,かかりつけとしての役割の下で,患者の生活を支える専門

職としての覚悟を持ち、24時間対応や在宅対応を含めた臨床の担い手となることが強く求められる。
○一方で、多くの薬局では、複数の薬剤師が勤務し、組織として業務が行われている。また、医薬品医療機器法においても、薬局については、管理薬剤師が、保健衛生上支障を生ずるおそれがないように、薬局開設者に必要な意見を述べながら、勤務薬剤師等の監督や薬局の構造設備及び医薬品等の管理を行うなど薬局の業務について必要な注意を行うこととされ、また、薬局開設者は管理薬剤師の意見を尊重することとされている。

(以下略)

(3) かかりつけ薬剤師・薬局が必要となる患者像
○かかりつけ薬剤師・薬局の意義を踏まえれば、高齢者をはじめ、生活習慣病などの慢性疾患を有する患者、重篤あるいは希少な疾患等で高度な薬学的管理が必要な患者、妊婦や乳幼児など、服薬情報の一元的・継続的な把握の必要性が高い患者については、特に、かかりつけ薬剤師・薬局を自ら選択してもらうことが重要である。
○また、生活習慣病の予備群を始め日常の健康管理が求められる層にとっても、要指導医薬品等や健康食品の安全かつ適正な使用に関する助言や、日頃からの健康管理に関する支援を受けるため、かかりつけ薬剤師・薬局を選ぶことが望ましい。
○住民自らがかかりつけ薬剤師・薬局を選択することを当たり前なものとして普及・定着させていくためには、医薬関係団体や保険者等とも連携・協力し、医薬分業の意義や、そのメリットを享受するためにかかりつけ薬剤師・薬局を選ぶことの必要性を積極的に周知することが求められる。
　また、患者がかかりつけ薬剤師を選択するに当たっては、当該薬剤師の勤務状況等を適切に情報提供すること等により、患者が自らの希望に応じて適切にかかりつけ薬剤師を選択できるよう配慮することが必要である。
○このように、かかりつけ薬剤師・薬局は、個々人のニーズやライフスタイル、治療中の主な疾病等に応じて患者自らが選択するものであり、身近な地域のみならず職場の近くや医療機関の近隣であっても、下記(4)で示すような機能を有する場合は、かかりつけ薬剤師・薬局となり得る。
　ただし、今後高齢化が更に進展する過程で、高齢者を始めとする住民の多くが、地域で在宅医療を含めた必要な医療や在宅介護サービスを受けるようになることを考慮すると、地域包括ケアが推進される中で、やがては多くの住民が地域の身近な薬剤師・薬局をかかりつけ薬剤師・薬局として選択していくことになると考えられる。

(4) かかりつけ薬剤師・薬局が持つべき3つの機能
○薬剤師・薬局においては、上記(3)で示したような様々な患者像からのかかりつけのニーズに応えられるよう、今後の地域包括ケアシステムの構築に合わせて、かかりつけ薬剤師・薬局として以下の機能を備えていくことが必要である。

❶服薬情報の一元的・継続的な把握とそれに基づく薬学的管理・指導
○患者が副作用等の継続的な確認を受けられたり、多剤・重複投薬や相互作用が防止されるようにするためには、かかりつけ薬剤師・薬局に、服薬情報を一元的・継続的に把握してもらい、それに基づき適切な薬学的管理や指導を受けることが非常に重要である。
○このため、かかりつけ薬剤師・薬局は、主治医との連携、患者に対する丁寧なインタビュー、患者に発行されたお薬手帳の内容の把握等を通じて、当該患者がかかっている全ての医療機関を把握し、要指導医薬品等を含めた服薬情報を一元的・継続的に把握するとともに、それに基づき適切な薬学的管理・指導が行われるよう、薬

歴への記録を含めて取り組むことが不可欠である。
　その際，患者に対しては，お薬手帳の意義・役割を説明し，その活用を促すとともに，一人の患者が複数のお薬手帳を所持している場合には，お薬手帳の一冊化・集約化に努めることが必要である。
○また，かかりつけ薬剤師・薬局を選んでいない患者に対し，その意義・役割や適切な選び方を説明したり，かかりつけ薬剤師を適切に選択できるような業務運営体制を整備することにより，かかりつけ薬剤師・薬局を選ぶよう促す取組が重要であるとともに，かかりつけ薬剤師・薬局以外で薬剤が交付される場合には，かかりつけ薬剤師・薬局における服薬情報の一元的・継続的把握等が可能となるよう，適切に協力することが望まれる。

❷24時間対応・在宅対応

○地域包括ケアシステムの中で，かかりつけ薬剤師は，薬局の開局時間内に限らず薬物療法に関する相談を患者から受けたり，場合によっては調剤や在宅対応を求められることが想定される。薬局としても，かかりつけ薬剤師がこうした対応を行えるよう，地域包括ケアの一環として，夜間・休日を含め，電話相談や調剤等の必要な対応（24時間対応）を行う体制を確保することが求められる。
○24時間対応については，およそ20年前から，保険診療における貢献の評価の一指標として，薬局における「開局時間外の対応」が位置づけられており，これまでの取組を通じ，既に半数以上の薬局において夜間・休日の時間帯に患者の様々な相談等に応えることが可能となっている。
○具体的には，まず，開局時間については，医療機関を受診した患者が薬をスムーズに受け取れるよう，少なくとも，特定の医療機関のみに合わせるのではなく，地域に所在する医療機関全体の診療時間に合わせて薬局が開局していることが必要となる。
　このため，薬局は，原則として平日の開局日には連続して開局（午前8時から午後7時までの時間帯に8時間以上）するほか，地域の医療機関全体の診療時間やその薬局の機能に応じて開局時間を設定することが望ましいものと考えられる。
○また，夜間・休日であっても，子どもを持つ親や，妊娠中・授乳中の女性などを中心に，薬の副作用や飲み間違い，服用のタイミング等に関する電話相談のニーズは高い。
　このため，開局時間外にも随時電話相談を行えるよう，当該患者の状態を把握しているかかりつけ薬剤師（かかりつけ薬剤師が対応できない時間帯がある場合にはかかりつけ薬剤師と適切に情報共有している薬剤師を含む。）が相談等に対応できるようにすることが必要である。
○さらに，夜間においても，例えば在宅患者の症状が悪化した場合など，緊急に調剤を行うことが必要な場合に必要となる対応を行う機能が求められる。
○一方，在宅患者への対応としては，入院から外来，施設から在宅への流れの中，認知症患者や医療密度の高い患者にとっては，在宅での薬学的管理が受けられることが今後ますます必要となることから，かかりつけ薬剤師・薬局においては，服薬アドヒアランスの向上や残薬管理等の業務を始めとして，在宅対応に積極的に関与していくことが必要となる。
○その際，24時間調剤や在宅対応について，かかりつけ薬局単独での実施が困難な場合には，地区の薬剤師会が主導的な役割を発揮するなどして，近隣の薬局との連携体制の構築や，地区又は広域の薬剤師会のバックアップにより輪番で対応することが考えられる。ただし，この場合でも，単に対応可能な旨を標榜するのみなら

ず、定期的に自局で24時間調剤・在宅対応を行うことが求められる。
○さらに、へき地等の薬局で、近隣に他の薬局がなく、薬局間の連携を図ることが極めて困難な場合には、患者の在宅における状況の確認や当該薬局が対応困難な時間帯における患者からの相談の受付等に当たって、地域包括支援センターや訪問看護ステーション等とも連携するといったように、地域包括ケアシステムの中で柔軟な対応を図ることが必要となる。
○薬局の中には、開局時間外の対応や在宅業務の体制の整備を行っているものの、実際には在宅対応を行っていないところも存在している。しかしながら、薬局における医療機関や訪問看護ステーションとの連携体制の整備状況や、介護支援専門員、訪問看護師との連携の状況などを見ても、薬局が地域包括ケアシステムにおいて役割を果たすためには、在宅対応を実際に行っていることが重要であることは明らかであり、単に体制が整備されているだけでは不十分であることに留意する必要がある。

❸かかりつけ医を始めとした医療機関等との連携強化
○かかりつけ薬剤師は、医師の処方内容をチェックし、適切に調剤を行うが、処方箋に疑義がある場合は、処方医に対して疑義照会を行うことをはじめとして、患者とのやりとりを通じて入手した情報をもとに、必要に応じ、処方医に対して処方提案を実施することが必要である。他方、かかりつけ薬局には、かかりつけ薬剤師がこうした活動を円滑に行えるよう、医療機関等との連携体制を備えておくことが求められる。
○また、かかりつけ薬剤師は、調剤後も患者の状態を継続的に把握し、薬学的専門性の観点から気がついたことを含め服薬情報や副作用等の情報について、処方医へのフィードバックを行うとともに、飲み残しがある場合には残薬管理を行ったり、処方の変更等を提案することが必要である。
○この他、要指導医薬品等や健康食品の購入目的で来局した利用者からの相談はもとより、地域住民からの健康に関する相談に適切に対応し、そのやり取りを通じて、必要に応じ医療機関への受診や健診の受診勧奨を行うことや、地域の社会資源等に関する情報を十分把握し、地域包括支援センターや居宅介護支援事業所、訪問看護ステーションなどの地域包括ケアの一翼を担う多職種と連携体制を構築していることが重要である。

(5) 患者等のニーズに応じて強化・充実すべき2つの機能
❶健康サポート機能
○「日本再興戦略」(平成25年6月14日閣議決定)において、予防・健康管理の推進に関する新たな仕組みづくりとして、「薬局を地域に密着した健康情報の拠点として、一般用医薬品等の適正な使用に関する助言や健康に関する相談、情報提供を行う等、セルフメディケーションの推進のために薬局・薬剤師の活用を促進する。」と示された。
(以下略)
❷高度薬学管理機能
○上記(3)で示したとおり、かかりつけ薬剤師・薬局は、個々人のニーズ等に応じて患者が選択するものであり、がんやHIV、難病のように、治療薬について、致死的な副作用のコントロールや服薬アドヒアランス、併用薬との相互作用を含む副作用や効果の発現状況に特段の注意を払う必要がある疾患を有する患者においては、専門的な薬物療法を提供可能な体制を構築している薬局を、かかりつけ薬局として選択する場合もあると考えられる。

○こうした薬局においては，かかりつけ薬剤師・薬局の機能に加え，上記の「専門的な薬物療法を提供可能な体制」，すなわち，学会等が提供する専門薬剤師のような，高度な知識・技術と臨床経験を有する薬剤師による高度な薬学的管理ニーズへの対応を図る機能（高度薬学管理機能）を発揮することが必要となる。

○具体的には，がんやHIV，難病のような疾患を有する患者に対して，あらかじめ医療機関との間で対応要領を定め，次のような高度な薬学的管理ニーズへの対応を行うこと等が想定される。

- 抗がん剤服用時などに，発熱等の副作用が生じた際に，担当医への受診などの対応について助言する。
- 抗HIV薬服用患者の場合に，他の併用薬等の情報をもとに，適切な抗HIV療法を選択できるよう支援する。

○高度薬学管理機能を有する薬局においては，専門医療機関とも連携を保ちながら，医師の処方意図を正確に理解した上で，患者に対する適切な薬学的管理を行うとともに，医療機関へ情報をフィードバックできる体制を構築するべきであり，そのためには，医療機関と共同で新たな治療薬や個別症例等に関する勉強会を定期的に開催するといった取組が望まれる。

○また，かかりつけ薬剤師には，薬物療法に係る最新の知識を得るため，研修等を通じた生涯学習に取り組むことが求められるが，高度薬学管理機能を発揮するためには，学会等が提供する専門薬剤師の認定の仕組みなども活用し，より高度な知識や技能の修得を目指すことが望まれる。

(6) かかりつけ薬剤師としての役割の発揮に向けて

○上記(4)(5)で示したかかりつけ薬剤師の役割を踏まえれば，薬剤師は，従来の対物業務から対人業務へとシフトを図ることが必要である。これまでは，調剤室での調製等，患者とは直接接しない業務が中心であった。

しかしこれからは，患者が医薬分業のメリットを実感できるよう，処方内容のチェック，多剤・重複投薬や飲み合わせの確認，医師への疑義照会，丁寧な服薬指導，在宅対応も通じた継続的な服薬状況・副作用等のモニタリング，それを踏まえた医師へのフィードバックや処方提案，残薬解消などの対人業務を増やしていく必要がある。

また，在宅医療の現場など薬局外での活動や，地域包括ケアにおける取組も求められる。このため，薬剤師が対人業務においてより専門性を発揮できるよう，業務の効率化を図るなど薬剤師・薬局業務の見直しを併せて行う必要がある。

○また，患者・住民が，安心して薬や健康に関する相談に行けるようにするには，患者の心理等にも適切に配慮して相談に傾聴し，平易でわかりやすい情報提供・説明を心がける薬剤師の存在が不可欠であり，かかりつけ薬剤師には，こうしたコミュニケーション能力を高める取組が求められる。

○薬剤師が，こうした対人業務に関する専門性やコミュニケーション能力を向上させ，かかりつけ薬剤師としての役割を果たせるよう，医薬関係団体や学会等が連携をしながら，必要な研修の機会を積極的に提供することが求められる。また，医療機関において，薬局薬剤師が研修を受ける機会が提供されることも重要である。

他方，薬剤師自身も，高い職業意識と倫理観を持ち，こうした研修の機会や（公社）薬剤師認定制度認証機構が認証する団体や大学などが提供する種々の薬剤師研修認定制度等を活用して，常に自己研鑽に励み，最新の医療及び医薬品等の情報に精通するなど専門性を高めていく必要がある。

○また，薬局の薬剤師が，処方内容の的確なチェックや医師への疑義照会，服薬指

導，副作用等のモニタリング，それを踏まえた医師へのフィードバックや処方提案等をより効果的に行うためには，患者の同意の下，医療機関と薬局の間で，情報提供文書の使用，処方箋・お薬手帳への記載等を通じ，臨床検査値や疾患名等の患者情報の共有を図る取組を更に進めることが必要である。

○この他，薬剤師が適切に業務を行うためには，薬局の管理薬剤師が，保健衛生上支障を生ずる恐れがないように，勤務薬剤師の監督や医薬品の管理などの薬局業務の適正な運営に努めることや，薬局開設者が管理薬剤師の意見を尊重し，医薬品等の品質，有効性及び安全性の確保並びにこれらの使用による保健衛生上の危害の発生及び拡大の防止に努めることが求められる。

また，薬局の薬剤師は，医薬品に関する安全性情報等を含め医薬品の最新情報について迅速な情報収集に努めることも必要である。

2. 薬局再編の全体像

(1) 現在の薬局の概況
（略）

(2) 2025年までに目指す姿

○急速な高齢化が進む中で，団塊の世代が後期高齢者（75歳以上）になる2025年には，75歳以上人口の占める割合は18.1％に上昇し，認知症高齢者の数も700万人に達すると見込まれている。

○こうした中，2025年を目途に，可能な限り住み慣れた地域で，自分らしい暮らしを人生の最期まで続けることができることを目的として，住まい・医療・介護・予防・生活支援が一体的に提供される地域包括ケアシステムの構築が推進されている。

○薬局においても，地域における既存の役割等も生かし，薬物療法に関して，こうした地域包括ケアシステムの一翼を担うことが重要であり，2025年までに，すべての薬局がかかりつけ薬局としての機能を持つことを目指す。

○また，薬剤師についても，第1の1(6)で示したとおり，2025年までのなるべく早い時期に，従来の対物業務から，処方内容のチェック，多剤・重複投薬や飲み合わせの確認，医師への疑義照会，丁寧な服薬指導，在宅対応も通じた継続的な服薬状況・副作用等のモニタリング，それを踏まえた医師へのフィードバックや処方提案，残薬解消など，患者が医薬分業のメリットを実感できる対人業務へとシフトが進むことが期待される。

(3) 2035年までに目指す姿

○さらに，今から20年後である2035年に向けては，「保健医療2035提言書」（平成27年6月）にも示されているとおり，更に少子高齢化や人口減少が加速し，地方によっては，生活インフラが維持できなくなったり，財政困難に直面することが予測される。同時に，都市部においても急速な高齢化が進み，それを支える人材の確保が重要な課題となると見込まれる。

○この時期には団塊の世代が85歳以上を迎えることになるが，加齢に伴うリスクが大きい認知症高齢者の数は800～900万人に達すると見込まれ，また，現状で85歳以上の高齢者の半数以上が要介護状態にあることを踏まえると，高齢者の多くが地域の身近な医療機関を受診したり，在宅医療を受けることが想定される。

○「地域における医療及び介護の総合的な確保を推進するための関係法律の整備等に関する法律（平成26年法第83号）」（医療介護総合確保推進法）に基づき，都道府県においては，高度急性期，急性期，回復期，慢性期といった医療機能ごとに2025年の医療需要と病床の必要量を定める「地域医療構想」を策定することとさ

れている。加えて，外来機能についても，医療機関間の適切な役割分担を図るため，大病院の外来は紹介患者を中心とし，一般的な外来受診はかかりつけ医に相談することを基本とするシステムの普及，定着を図ることとされており，2035年には，こうした医療提供体制の構築に合わせて，患者が地域において医療を受けることが多くなると想定される。
- ○こうした中で，薬局についても，中長期的な対応として，大病院に隣接した薬局を中心に，建替え時期等を契機に立地も地域へ移行し，少なくとも患者に身近な日常生活圏域単位で地域包括ケアの一翼を担う体制が構築されることが期待される。

(4) 薬局間の連携・再編
- ○上記の目指す姿を踏まえると，今後，各薬局には，2025年までに1(4)の「かかりつけ薬剤師・薬局としての機能」を果たすことが求められるが，薬局の置かれた現状に照らすと，その実現は決して容易ではない。
- ○古くから地域で住民と顔の見える関係を構築している薬局であっても，複数の薬剤師が確保できないようところでは，例えば24時間対応・在宅対応等について単独で対応することは困難であり，自局だけでは，かかりつけ薬局としての全ての機能を発揮することが困難である場合も想定される。
他方で，薬剤師が相当数配置されている大規模な薬局であっても，目の前の大病院からの処方箋を受け付けるだけであったり，薬剤師が頻繁に異動したりするなど，地域住民や地域の関係機関との関係が希薄な場合もある。
- ○このように，規模・来歴・立地も多様な薬局が，かかりつけ薬局の機能を発揮し，地域包括ケアの一翼を担うようにしていくためには，自局単独で機能の充実・強化を図ることだけでなく，地域の複数の薬局が連携して24時間対応における輪番体制を構築するなど，その地域の特性に応じた適切な連携体制を構築していくことも有効である。その際には，地区の薬剤師会等が主導的な役割を発揮することが期待される。
- ○また，いわゆる門前薬局であっても，規模の大小にかかわらず，1(4)の「かかりつけ薬剤師・薬局としての機能」を備えた上で，医療機関との連携強化や薬剤師への専門的な研修機会の提供等を行い，1(5)②の高度薬学管理機能を強化すること等により，患者のニーズに真に応えられる薬局として活躍することも考えられる。他方，地域にある薬局でも，近年の医療ニーズの高度化を踏まえれば，無菌調剤室の共同利用等の連携も図りつつ，上記のような高度薬学管理機能の発揮が求められる機会も想定される。
- ○各薬局が本ビジョンで示したかかりつけ機能を発揮するためには，薬剤師の配置や管理体制の充実，地域との連携体制の強化が求められる。このため，今後の薬局再編の過程において，地域において患者ニーズに真に応えられる薬局として存続するためには，各薬局は，自局でその機能を充実させること，又は，自局のみでかかりつけ機能を果たせない場合には地域で連携して対応していくことにより，かかりつけ薬局の機能を果たしていかなければならない。

第3 かかりつけ薬剤師・薬局の実現に向けた主な対応

1. KPIを活用したPDCAサイクルの実施
(略)
- ○医薬分業の進展の評価については，これまでは専ら処方箋受取率という単一の指標

によって評価を行ってきたが，今後は，医薬分業の量から質への転換を見据え，かかりつけ薬剤師・薬局の普及を目指した新たな指標（KPI：Key Performance Indicator）を設定して政策評価を実施していくことが必要である。

○このため，かかりつけ薬剤師・薬局が果たすべき役割に沿って，測定しやすい指標の選定という観点から，例えば，次のような医薬分業の質を評価できる指標について今後，具体的に検討し，毎年行われる厚生労働省による業績評価においてモニタリングを実施することとする。
❶かかりつけ薬剤師・薬局の数
❷疑義照会の実施率，件数（処方変更にまで結びつけたか等，疑義照会の内容についても分析）
❸24時間対応，在宅対応（医療保険・介護保険）の実施率，件数
❹残薬解消の実施率，件数
❺後発医薬品の使用割合への影響
（以下略）

2．ICTを活用した服薬情報の一元的・継続的把握の推進
(1) 服薬情報の管理におけるお薬手帳の意義・役割
（略）
(2) 電子版お薬手帳の活用推進
（略）

第4 ビジョン実現のための主な政策
1．制　度
○医薬分業の意義や，かかりつけ薬剤師・薬局を選ぶ必要性等について，「薬と健康の週間」（毎年10月17日～23日）等の機会を活用し，医薬関係者の連携の下，国民にわかりやすく周知する。
○健康サポート薬局の公表制度の創設や，薬局における積極的な掲示の推進などを通じ，各薬局が提供できる機能・サービスをわかりやすく情報発信する。
○薬局におけるタイムスタディ調査を実施し，調剤技術の進展，機械化の状況など，最新の状況に応じた薬剤師業務の実態を把握する。また，薬局の再編の状況や薬剤師業務の対人業務へのシフトの状況を踏まえつつ，薬剤師の将来需給見通しを適時作成する。
○かかりつけ薬剤師・薬局の普及定着状況も見据えつつ，医薬品医療機器法に定める遵守事項その他の基準の見直しや，これからの患者本位の医薬分業を見据えた「かかりつけ薬剤師・薬局の運営ガイドライン（仮称）」の策定について検討する。
○紙のお薬手帳の一冊化・集約化を進めるとともに，電子版お薬手帳についても過去の服用歴を一覧できるようにするなど，服薬情報の一元的把握という本来の目的が果たされるよう機能の向上を図り，地域医療情報連携ネットワークの整備に併せて，その普及を進める。

2．予算・税制
○かかりつけ薬局の機能強化に向け，

- 24時間対応や在宅対応等における地域の薬局間での連携体制構築のための取組
- 健康サポート機能の更なる強化に向けた先進的な取組など，地域におけるモデル的な取組を支援するほか，本ビジョン実現のためのロードマップや具体的な施策を講じる上での留意点等を検討する。

○健康サポート薬局に対する税制措置を検討する。

3. 診療報酬

○調剤報酬については，「経済財政運営と改革の基本方針2015」において患者本位の医薬分業の実現に向けた見直しを行うこととされ，また，「規制改革実施計画」においてその在り方について抜本的な見直しを行うなどとされていることに基づき，患者が真の医薬分業のメリットを感じられるよう，本ビジョンで示した方向性も踏まえ，今後，中医協で具体的に議論する。

第5 おわりに

○薬剤師・薬局の基本理念や今後のあり方を示した文書としては，これまで「薬局グランドデザイン」（平成9年日本薬剤師会）や「薬剤師の将来ビジョン」（平成25年日本薬剤師会），「薬局・薬剤師の求められる機能とあるべき姿」（平成26年日本医療薬学会），「薬剤師の職能将来像と社会貢献」（平成26年日本学術会議薬学委員会チーム医療における薬剤師の職能とキャリアパス分科会）などが挙げられるが，今回，厚生労働省として初めて，かかりつけ薬剤師・薬局の機能や，2035年までの長期の姿を見据えた薬局の再編の姿について，本ビジョンを取りまとめた。

○今後本ビジョンに基づき，患者本位の医薬分業がかかりつけ薬剤師・薬局によって実施されるよう，すべての薬局関係者が，医薬分業の原点に立ち返り，患者本位の分業を実現するべく，まずは各地域の地域包括ケアシステムの一員となって，かかりつけ医を始めとした多職種・関係機関との信頼関係を培いながら，真摯な取組を行うことが求められており，この点について，薬局関係者において十分認識する必要がある。

特に，第2の1(3)でも示したとおり，今後，医薬関係団体や保険者，行政が連携しつつ，患者・住民に対し，医薬分業の意義やそのメリットを享受するためにかかりつけ薬剤師・薬局が必要である旨を積極的に周知するとともに，患者・住民が納得の上でサービスを受けられるような取組を進めることが期待される。

○厚生労働省としても，かかりつけ薬剤師・薬局の機能強化や薬局再編のための支援を進めるとともに，PDCAサイクルの下でその進捗を適切に評価すること等を通じ，患者・住民から真に評価される医薬分業の速やかな実現を目指していく。

資料

2 「健康サポート薬局のあり方について」

この「健康サポート薬局のあり方について」は，2015年9月に「健康情報拠点薬局（仮称）のあり方に関する検討会」がとりまとめた報告書です。本報告書にも「要件」として求められる機能が示されていますが，その後「健康サポート薬局」は2016年2月に改正された「医薬品，医療機器等の品質，有効性及び安全性の確保等に関する法律」（薬機法）施行規則で規定され，同日に出された局長通知で詳細が定められています。健康サポート薬局として届け出る場合は，施行規則，通知，Q&Aなどをご参照ください。

http://www.mhlw.go.jp/stf/seisakunitsuite/bunya/kenkou_iryou/iyakuhin/yakkyoku_yakuzai/

健康サポート薬局のあり方について

平成27年9月24日
健康情報拠点薬局（仮称）のあり方に関する検討会

1. はじめに

我が国では，平成26年9月15日現在，65歳以上の人口が3,296万人となり，総人口に占める割合は25.9%に上り，高齢化が著しく進行している。団塊の世代が75歳以上となる2025年（平成37年）以降は，国民の医療や介護の需要がさらに増加することが見込まれており，高齢者の多くが地域の身近な医療機関を受診したり，在宅医療・介護を受けることが想定される。

このため，厚生労働省では，重度の要介護状態となっても住み慣れた地域で自分らしい暮らしを人生の最後まで続けることができるよう，住まい・医療・介護・予防・生活支援が一体的に提供される地域包括ケアシステムの構築を推進している。

薬剤師には，調剤や医薬品供給等を通じて，公衆衛生の向上・増進に寄与し，国民の健康な生活を確保する役割が求められている。しかし，患者の服薬情報の一元的把握とそれに基づく薬学的管理・指導などの機能が必ずしも発揮できていないなど患者本位の医薬分業になっていない，医薬分業に伴う負担に見合うサービスの向上や分業の効果などを実感できていない等の問題が指摘されている。

患者が医薬分業のメリットを十分に感じられるようにするためには，日頃から患者と継続的に関わることで信頼関係が構築され，薬のことについて，いつでも気軽に相談できるかかりつけ薬剤師がいることが重要である。そして，かかりつけ薬剤師がそ

の役割を発揮できるようにするため,薬局は,業務管理[1]や構造設備の確保,品質管理[2]等を適切に行うことが求められる。

こうした状況を踏まえ,「経済財政運営と改革の基本方針2015」(平成27年6月30日閣議決定)において「かかりつけ薬局の推進のため,薬局全体の改革について検討する」とされ,厚生労働省としては,医薬分業の原点に立ち返り,「患者のための薬局ビジョン」を策定することとしている。

加えて,「日本再興戦略」(平成25年6月14日閣議決定)に,「薬局を地域に密着した健康情報の拠点として,一般用医薬品等の適正な使用に関する助言や健康に関する相談,情報提供を行う等,セルフメディケーションの推進のために薬局・薬剤師の活用を促進する。」との内容が盛り込まれ,また,「日本再興戦略改訂2014」(平成26年6月24日閣議決定)の中短期工程表においては,2015年度中に「充実した設備などを有する薬局を住民に公表する仕組み」を検討することとされた。

以上を踏まえ,本検討会では,本年6月の設置後,地域包括ケアシステムの中で,かかりつけ薬剤師・薬局が,地域住民による主体的な健康の維持・増進を支援すること(以下,本報告書において「健康サポート」という。)を行うことに関する基準やその公表の仕組みについて,計6回にわたり精力的に検討を進め,議論の結果を以下のとおりとりまとめた。

2. かかりつけ薬剤師・薬局の基本的機能について

健康サポート機能を有する薬局は,かかりつけ薬剤師・薬局の基本的機能を備える必要がある。すなわち,かかりつけ薬剤師のいる薬局でなければならない。

かかりつけ薬剤師・薬局が備えるべき機能の詳細については,引き続き「患者のための薬局ビジョン」等において検討が必要であるが,本検討会としては,特に以下の3つの視点から基準の検討を行った。

❶服薬情報の一元的な把握とそれに基づく薬学的管理・指導
❷24時間対応,在宅対応
❸かかりつけ医を始めとした医療機関等との連携強化

これを踏まえ,以下に,かかりつけ薬剤師・薬局が備えるべき機能について,重要と考える点を記載するとともに,求められる要件を記載する。

①服薬情報の一元的な把握とそれに基づく薬学的管理・指導

○患者がかかりつけ薬剤師を持つためには,かかりつけ薬剤師が対応する仕組みが構築されているとともに,勤務表の提示などによりかかりつけ薬剤師がいつ薬局にいるか分かるなどの薬局の業務運営体制が整備されていること。

○服薬情報の一元的な把握のために,患者がかかっている全ての医療機関を把握し,服薬情報等を適切に記録すること。

○また,相談しやすい関係の中で,受診時の医師とのやりとりや今までの副作用の発

---

[1] 業務管理の例として「コミュニケーションスキルや在宅対応に関する研修などを通じた薬剤師の育成・資質確保」,「担当制などの適切な勤務体制の確保」,「医療機関を始めとした,関係機関との連携体制の構築」が挙げられた。
[2] 構造設備の確保,品質管理の例として,「来局者がかかりつけ薬剤師に気軽に相談できるスペースの確保」,「患者の医薬品ニーズに適時適切に対応できるようにするための必要な医薬品の備蓄・保管や品質管理」が挙げられた。

現状況や生活習慣などの患者情報を継続的に把握し，患者の状態の変化に留意しながら，薬学的知識を用いて処方内容を確認し，懇切丁寧な服薬指導や副作用等のフォローアップについても取り組むこと。
○残薬管理を実施し，飲み残しのないよう確実な服用につながるよう指導していること。
○お薬手帳については，患者が服用中の医薬品に関する理解を深めることができる，患者が服用後の状態などを記入することでコミュニケーションのツールとして副作用等の把握等に活用できる，他の医療機関等が服用中の医薬品を把握できるといった意義があるため，その活用を促すこと[3]。また，お薬手帳を複数持つと，これらの意義を果たすことができなくなるため，患者の意向を確認した上で，お薬手帳の一冊化，集約化に努める必要があること。
○さらに，電子版お薬手帳は，患者の属性や希望に応じ，紙と同様にその活用を促すことが重要であるが，本年度の厚生労働省委託事業[4]において検討されているように，その普及に当たり，一つのお薬手帳で過去の服用歴を一覧できること，個人情報の保護に十分留意すること，異なるシステム下でも医薬関係者で情報が共有化できること，医療情報ネットワークの普及を見据えてフォーマットを統一することなどの検討が必要であること。
○例外的に，自局以外をかかりつけ薬局としている患者に対し薬剤を交付することになった場合には，患者の意向を確認した上で，かかりつけ薬剤師・薬局による服薬情報の一元的・継続的な把握とそれに基づく薬学的管理・指導の実施に適切に協力することが望まれること。
○また，患者がかかりつけ薬剤師・薬局を持つようにするためには，薬剤師が調剤や医薬品供給等を行う際の基本的な役割（薬歴管理，疑義照会，服薬指導，残薬管理等）の周知に加えて，少なくとも初回来局時には，かかりつけ薬剤師・薬局を持つことのメリットを伝えること[※]。さらに，患者がかかりつけ薬局として選択した薬局では，次回，処方箋を受けた際などにも当該薬局を利用するように伝えること。
※：具体的には，以下のようなメリットを伝えることが挙げられる。
- 患者の服用歴や現在服用中の全ての薬剤に関する情報等を一元的・継続的に把握し，次のような処方内容のチェックを受けられる。
    - 複数診療科を受診した場合でも，多剤・重複投薬等や相互作用が防止される。
    - 薬の副作用や期待される効果の継続的な確認を受けられる。
- 在宅で療養する場合も，行き届いた薬学的管理及び指導が受けられる。
- 過去の服薬情報等が分かる薬剤師が相談に乗ってくれる。また，薬について不安なことが出てきた場合は，いつでも電話等で相談できる。
- 丁寧な説明により，薬への理解が深まり，飲み忘れ，飲み残しが防止される。これにより，残薬が解消される。

---

[3]……利用者が自身が服用している全ての医薬品を適切に把握し，薬局以外の医療従事者がその服用状況が把握できるよう一般用医薬品等の服用状況に関するお薬手帳への記載を指導することが含まれる。
[4]……電子版お薬手帳の適切な推進に向けた調査検討事業

> **要件**
>
> 服薬情報の一元的な把握とそれに基づく薬学的管理・指導
> 1. 患者がその薬局においてかかりつけ薬剤師を適切に選択することができるような業務運営体制を整備していること。
> 2. 患者がかかっている全ての医療機関を把握して,一般用医薬品等を含めた服薬情報等を一元的・継続的に把握するよう取り組み,薬歴に適切に記録していること。
> 3. 残薬管理や確実な服用につながる指導を含め,懇切丁寧な服薬指導や副作用等のフォローアップを実施するよう取り組むこと。
> 4. 患者に対し,お薬手帳の意義・役割を説明し,その活用を促していること。また,一人の患者が複数のお薬手帳を所持している場合には,一冊化・集約化に努めること。
> 5. 自局以外をかかりつけ薬局としている患者に薬剤を交付することになった場合には,患者の意向を確認した上で,かかりつけ薬剤師・薬局による服薬情報の一元的・継続的な把握とそれに基づく薬学的管理・指導の実施に,適切に協力することが望ましいこと。
> 6. かかりつけ薬剤師・薬局を持たない患者に対し,薬剤師が調剤や医薬品供給等を行う際の基本的な役割(薬歴管理,疑義照会,服薬指導,残薬管理等)の周知に加えて,かかりつけ薬剤師・薬局の意義・役割や適切な選び方を説明し,かかりつけ薬剤師・薬局を選ぶよう促していること。

②24時間対応,在宅対応

○いつでも気軽に相談できるかかりつけ薬剤師であるためには,原則として,開局時間外であっても24時間,患者からの相談等に対応すること。また,かかりつけ薬剤師が対応できない時間帯がある場合には,かかりつけ薬剤師と適切に情報共有している薬剤師が対応すること。

○また,在宅での療養が必要になった患者への適切な薬物療法の提供に貢献するため,実際に患家に行き,薬歴管理,服薬指導,服薬支援,薬剤服用や薬剤保管の状況及び残薬の有無の確認等の薬学的管理及び指導に取り組むこと。

> **要件**
>
> 24時間対応,在宅対応
> 1. 開局時間外であってもいつでも,かかりつけ薬剤師(かかりつけ薬剤師が対応できない時間帯がある場合にはかかりつけ薬剤師と適切に情報共有している薬剤師を含む。)が患者からの相談等(必要に応じ調剤を行うことを含む。)に対応する体制を整備していること。
> 2. 在宅患者に対する薬学的管理及び指導の実績があること。

③かかりつけ医を始めとした関係機関等との連携強化

○患者の状態を継続的に把握し,患者から聞き取った情報等に基づいて,処方箋に疑義がある場合は,処方医に対して疑義照会を行い,必要に応じて副作用・服薬情報

のフィードバック，それに基づく処方提案に適切に取り組むこと。
○把握した服薬情報等について，患者のお薬手帳に記載すること等を通じて，かかりつけ医を始めとした医療関係者と共有するよう取り組むこと[5]。
○また，かかりつけ薬剤師・薬局として，一般用医薬品等の使用に関する相談や地域住民からの相談に適切に対応し，そのやり取りを通じて，必要に応じ医療機関への受診勧奨を行うこと。
○その他，高齢者や難病患者，重症心身障害児など地域の患者を適切に支援できるよう，地域ケア会議への積極的な参加などを通じ，地域包括支援センターや居宅介護支援事業所の介護支援専門員や訪問看護ステーションの看護師等と顔の見える関係を築き，医療・介護情報等を共有し，それらの機関と連携体制を構築していること。

> 要件
>
> かかりつけ医を始めとした関係機関等との連携強化
> 1　医療機関に対して，患者の情報に基づいて，疑義照会を行い，必要に応じ，副作用・服薬情報のフィードバック，それに基づく処方提案に適切に取り組むこと。
> 2　かかりつけ薬剤師・薬局として，地域住民からの一般用医薬品等の使用に関する相談や健康の維持・増進に関する相談に適切に対応し，そのやり取りを通じて，必要に応じ医療機関への受診勧奨を行うこと。
> 3　地域包括支援センターや居宅介護支援事業所，訪問看護ステーションなどの地域包括ケアの一翼を担う多職種と連携体制を構築していること。

3. 健康サポート機能を有する薬局の機能について

　健康サポート機能を有する薬局は，かかりつけ薬剤師・薬局の基本的な機能を備えた薬局のうち，地域住民による主体的な健康の維持・増進を積極的に支援する薬局である。具体的には，医薬品等の安全かつ適正な使用に関する助言を行うこと，健康の維持・増進に関する相談を幅広く受け付け，必要に応じ，かかりつけ医を始め適切な専門職種や関係機関に紹介すること，地域の薬局の中で率先して地域住民の健康サポートを積極的かつ具体的に実施すること，地域の薬局への情報発信，取組支援等を行うといった積極的な取組を実施することなどである。
　また，健康サポート機能を有する薬局を公表する仕組みを設けることで，地域住民に認知され，地域住民の健康につながることが期待される。
　以下に，かかりつけ薬剤師・薬局の基本的な機能を備えた上で，健康の維持・増進を積極的に支援する薬局について，重要と考える点を記載するとともに，求められる要件を記載する。

---

[5]……ただし，これについては，具体的な要件は，「(1)①服薬情報の一元的な把握とそれに基づく薬学的管理・指導」の「お薬手帳の活用促進」の中に含まれると考えられる。

①地域における連携体制の構築

(医療機関への受診勧奨やその他の関係機関への紹介)

○一般用医薬品等に関する相談を含め,健康の維持・増進に関する相談を受けた場合には,かかりつけ医への受診勧奨やその他の多職種や関係機関(医療機関等かかりつけ薬局として連携している機関のほか,健診や保健指導の実施機関,市町村保健センターその他の行政機関,介護保険法における介護予防・日常生活支援総合事業[6]の実施者等)への紹介を行うこと。

○かかりつけ医がいる場合や健診を受けている医療機関がある場合には,利用者の了解を得た上で,かかりつけ医等に連絡を取り,連携して相談に対応することが求められ,特に一般用医薬品による対応が困難であることが疑われる場合などに,かかりつけ医と連携して状況を確認するとともに,受診勧奨を適切に実施すること。

○住民からの健康の維持・増進に関する相談に適切に対応し,受診勧奨や紹介等を円滑に行えるようにするため,薬局で行う健康サポートの内容に応じて,連携が必要となる薬剤師以外の多職種や関係機関に対し,薬局の取組内容や必要に応じて紹介等を行う旨を説明し,了解を得るなど,あらかじめ,顔の見える関係,連携体制を構築しておくこと。その上で,連絡・紹介先のリストを作成すること。また,当該リストには,紹介方法の手順などを具体的に盛り込むことが望まれること。

○受診勧奨や紹介の際には,利用者の同意が得られた場合には,必要な情報を紹介先の医療機関等に文書(電子媒体を含む。)により提供すること。

○さらに,地域包括ケアシステムの一員として役割を発揮するため,かかりつけ薬剤師には地域ケア会議など多職種が参加する会議に積極的に出席し,薬学的見地から意見を述べることが望まれる。

(地域における健康の維持・増進のための各種事業への参加)

○地域の行政,関連団体と連携するために,健康の維持・増進の各種事業への参加も重要であること。

○このため,地域の薬剤師会と密接な連携が取れていること。

○さらに,地域の医師会,歯科医師会,看護協会,栄養士会,介護支援専門員協会等に連携・協力し,地域の行政や医師会等が実施・協力する健康の維持・増進やその他各種事業等(くすり教育等の啓発活動,多職種との研修事業など)に主体的に参加し,健康の維持・増進に貢献すること。

6……市町村が中心となって,地域の実情に応じて,住民等の多様な主体が参画し,多様なサービスを充実することにより,地域の支え合いの体制づくりを推進し,要支援者等に対する効果的かつ効率的な支援等を可能とすることを目指す介護保険制度上の市町村が行う地域支援事業の一つ。

> **要件**
>
> 医療機関への受診勧奨やその他の関係機関への紹介
> 1 　一般用医薬品等に関する相談を含め，健康の維持・増進に関する相談を受けた場合は，利用者の了解を得た上で，かかりつけ医と連携して状況を確認するなど受診勧奨に適切に取り組むこと。
> 2 　1のほか，健康の維持・増進に関する相談に対し，地域包括支援センター，居宅介護支援事業所，訪問看護ステーションのほか，健診や保健指導の実施機関，市町村保健センターその他の行政機関，介護保険法における介護予防・日常生活支援総合事業の実施者等の連携機関への紹介に取り組むこと。
> 3 　地域の一定範囲内で，医療機関その他の連携機関とあらかじめ連携体制を構築し，連絡・紹介先リストを作成していること。
> 4 　利用者の同意が得られた場合に，必要な情報を紹介先の医療機関等に文書（電子媒体を含む。）により提供するよう取り組むこと。
>
> 地域における健康の維持・増進のための各種事業への参加
> 　地域の医師会，歯科医師会，薬剤師会，看護協会，栄養士会，介護支援専門員協会等に連携・協力し，地域の行政や医師会等が実施・協力する健康の維持・増進その他の各種事業等に積極的に参加するよう取り組むこと。

②薬剤師の資質確保

○薬剤師が，一般用医薬品や健康食品等の適切な使用に関する助言や健康の維持・増進に関する相談応需，適切な専門職種や関係機関への紹介等を適切に実施できることが重要であること。
○このため，健康サポート機能を有する薬局においては，一定の研修を修了した薬剤師が常駐すること。当該薬剤師は，「2．かかりつけ薬剤師・薬局の基本的機能について」に記載したかかりつけ薬剤師としての役割を果たせること。
○研修については，一般用医薬品や健康食品等の安全かつ適正な使用に関する助言や健康の維持・増進に関する相談，適切な専門職種や関係機関への紹介等に関する研修内容を適切に盛り込んだものであること。また，一定の実務経験を有する薬剤師に対して，客観性や公平性の確保の観点から，研修修了にあたっては試験等により一定の到達度を確認した上で修了証が交付されること。研修内容について，第三者による確認を受けること。

> **要件**
>
> 健康サポートに取り組む薬剤師の研修と人的要件
> 　一般用医薬品や健康食品等の安全かつ適正な使用に関する助言や健康の維持・増進に関する相談，適切な専門職種や関係機関への紹介等に関する研修を修了し，一定の実務経験を有する薬剤師が常駐していること。

③薬局の設備

○利用者が一般用医薬品や健康食品等について相談しやすい環境をつくるためには，

利用者と薬剤師のやりとりが他の利用者に聞こえないよう，パーテーション等で区切るなどして，個人情報に配慮した相談スペースがあること。

> **要　件**
> **個人情報に配慮した相談スペースの確保**
> 　薬局内に，パーテーション等で区切られた相談窓口を設置していること。

④薬局における表示

○地域住民が安心して立ち寄って相談できるよう，薬局外において，健康サポート機能を有する薬局であることや，一般用医薬品や健康食品等の安全かつ適正な使用に関する助言や健康の維持・増進に関する相談を行っている旨を表示し，周知すること。
○また，薬局内では，薬局で実施している健康サポートの内容を具体的に示すこと。

> **要　件**
> **健康サポート機能を有する薬局であることの表示**
> 　1　健康サポート機能を有する薬局であることや，一般用医薬品や健康食品等の安全かつ適正な使用に関する助言や健康の維持・増進に関する相談を積極的に行っている旨を薬局の外側の見えやすい場所に掲示すること。
> 　2　薬局で実施している健康サポートの具体的な内容について，薬局内で分かりやすく提示すること。

⑤要指導医薬品等の取扱い

○利用者が相談しやすい環境を作り，地域住民のニーズに対応するためには要指導医薬品等や衛生材料，介護用品等について，利用者自らが適切に選択できるよう供給機能や助言の体制を有していること。そのため，基本的な薬効群を原則としつつ，地域の実情に応じて，当該薬局において供給すること。
○その際に，かかりつけ医との適切な連携や受診の妨げとならないよう，要指導薬品等の相談を受けた場合の受診勧奨の基準を遵守するなど，適正な運営を行っていること。
○また，要指導医薬品等や健康食品等については，利用者自らが適切に選定することが大事である。そのため，それに関する相談を受けた場合には，利用者の状況や要指導医薬品等や健康食品等の特性を十分に踏まえ，専門的知識に基づき説明すること。

> **要　件**
> **要指導医薬品等の取扱い**
> 　1　要指導医薬品等，衛生材料，介護用品等について，利用者自らが適切に選択できるよう供給機能や助言の体制を有していること。その際，かかりつけ医との適切な連携や受診の妨げとならないよう，適正な運営を行っていること。

> 2 要指導医薬品等や健康食品等に関する相談を受けた場合には，利用者の状況や要指導医薬品等や健康食品等の特性を十分に踏まえ，専門的知識に基づき説明すること。

⑥開局時間

○地域住民が相談したいと思って薬局に行っても，薬局が開局していなければ，意味がないため，地域における健康サポート機能を有する薬局として，平日に一定時間以上連続して開局していること。

○また，平日仕事をしている社会人の相談に応じるため，土日にも一定時間開局していること。

> **要件**
>
> **開局時間の設定**
> 　平日の開局日には連続して開局（午前8時から午後7時までの時間帯に8時間以上が望ましい）していること，さらに土日どちらかにも一定時間開局していること。

⑦健康相談・健康サポート

（健康の維持・増進に関する相談対応と記録の作成）

○薬局・薬剤師が個別の利用者に対して継続して健康相談に乗るためには，過去の一般用医薬品や健康食品等の販売内容や相談内容を把握しておく必要がある。

○このため，過去の一般用医薬品や健康食品等の販売内容，また，健康の維持・増進に関する相談内容の記録や保存が求められること。

○相談内容の記録にあたっては，薬剤師以外の多職種や関係機関に受診勧奨や紹介を行ったことも，適切に記録しておくべきであること。

（健康サポートに関する具体的な取組の実施）

○率先して地域住民の健康サポートを積極的かつ具体的に実施するという役割を踏まえ，自発的に健康サポートの具体的な取組を実施していること。（例えば，薬剤師による薬の相談会の開催や禁煙相談の実施，健診の受診勧奨や認知症早期発見につなげる取組，医師や保健師と連携した糖尿病予防教室や管理栄養士と連携した栄養相談会の開催などが挙げられる。）

○また，地域の薬局の中で，健康サポートのリーダーシップを発揮するよう，地域の薬剤師会等を通じて，自局の取組を発信したり，必要に応じて，地域の薬局の取組を支援すること。

（健康の維持・増進に関するポスター掲示，パンフレット配布）

○地域住民に健康情報を意識してもらうため，国，地方自治体，関連学会等が作成する健康の維持・増進に関するポスターの掲示やパンフレットの配布により，啓発活動に協力すること。

> **要 件**
>
> **健康の維持・増進に関する相談対応と記録の作成**
> 1 一般用医薬品や健康食品等の安全かつ適正な使用に関する助言や健康の維持・増進に関する相談に対応すること。
> 2 販売内容や相談内容(受診勧奨や紹介の内容を含む。)を記録し,一定期間保存していること。
>
> **健康サポートに関する具体的な取組の実施**
> 1 積極的に健康サポートの具体的な取組(例えば,薬剤師による薬の相談会の開催や禁煙相談の実施,健診の受診勧奨や認知症早期発見につなげる取組,医師や保健師と連携した糖尿病予防教室や管理栄養士と連携した栄養相談会の開催等)を実施していること。
> 2 地域の薬剤師会等を通じて自局の取組を発信し,必要に応じて,地域の薬局の取組を支援していること。
>
> **健康の維持・増進に関するポスター掲示,パンフレット配布**
> 国,地方自治体,関連学会等が作成する健康の維持・増進に関するポスターの掲示やパンフレットの配布により,啓発活動に協力していること。

4. 健康サポート機能を有する薬局の公表の仕組みについて

本検討会では,地域住民が,どの薬局が健康サポート機能を有する薬局であるかを把握できるよう,医薬品,医療機器等の品質,有効性及び安全性の確保等に関する法律(以下「法」という。)に基づく薬局機能情報提供制度[7]を活用して,健康サポート機能を有する薬局を公表できるようにすることが必要と整理した。

具体的には,医薬品,医療機器等の品質,有効性及び安全性の確保等に関する法律施行規則(以下「規則」という。)の別表第一に規定されている報告事項として,健康サポート機能を有する薬局であることを位置づけることが必要であるが,変更が生じた場合に報告義務がかかるよう,規則別表第一の「基本情報」として位置づけることが適当と考えられる。

また,都道府県のホームページにおける公表に当たっては,健康サポート機能を有する薬局について住民にわかりやすく情報を提供する観点から

- 健康サポート機能を有する薬局の定義・基準の説明をあわせて行うこと
- 健康サポート機能を有する薬局を検索できるようにすること
- 健康サポート機能を有する薬局で行う健康相談・健康サポートのサービス内容もあわせて紹介すること

などの工夫がなされることが望ましい。さらに,医薬分業の意義やそのメリットを享受するためにかかりつけ薬剤師・薬局を持つことが必要であることと併せて,健康サ

---

[7] ……薬局が,都道府県に対し,薬局の機能に関する一定の情報(規則で規定)を報告し,都道府県がインターネット等で公表する仕組み(法第8条の2,第69条第3項,第72条の3,規則第11条の2~第11条の6,別表第1)

ポート機能を有する薬局の意義・役割を含めて，国民に広く周知するための取組・仕組みも重要であり，例えば，次のような取組等を行うことが必要と考えられる。

(考えられる取組・仕組みの例)

- 国，地方公共団体，業界団体，保険者等が連携・協力した，健康サポート機能を有する薬局の意義・役割や薬局機能情報提供制度での公表の仕組み等に関する積極的な周知・広報の実施
- 健康サポート機能を有する薬局の基準として以下の事項を盛り込むことで，各薬局においても住民に対して健康サポート機能を有する薬局であることやそのサービス内容を積極的に周知
- 薬局外に，健康サポート機能を有する薬局であることや，一般用医薬品や健康食品等の安全かつ適正な使用に関する助言や健康の維持・増進に関する相談を行っている旨を表示
- 薬局内でも，薬局で実施している健康サポートの内容を具体的に表示

5. 健康サポート機能を有する薬局の名称について

上記の基準を満たす薬局の名称について，地域住民による主体的な健康の維持・増進を支援するという役割や機能が分かりやすく伝わることが重要と考え，「健康サポート薬局」とすることが適当と整理した。

6. おわりに

上記の基準等を見れば明らかなように，健康サポート薬局は，その薬局だけですべての相談対応や支援を完結させるものではなく，地域住民の健康を支援するその役割を担う一機関であり，薬局で対応できない場合には，多職種や関係機関につなぐ機能が重要であることは言うまでもない。

また，健康サポート薬局であること，その基準を満たすこと自体が目的化するようなことはあってはならず，地域住民の健康意識を高め，健康寿命の延伸に貢献していくためには，健康サポート薬局には，安心して立ち寄りやすい身近な存在として，地域包括ケアシステムの中で，多職種と連携して，地域住民の相談役の一つとしての役割を果たすことが求められている。

今回のとりまとめを受けて，平成27年度の健康サポート薬局の公表制度の創設に向けて更に検討が進められることとなるが，地域住民に寄り添い，かかりつけ薬剤師・薬局の機能を果たした上で，健康サポート薬局の仕組みが適切に運用されていくよう，国・自治体・医薬関係者を始めとする関係者の真摯な取組を期待したい。

在宅療養の薬学的謎解き

定価　本体2,700円（税別）

平成28年7月20日　発　行

編　集　　日本在宅薬学会

発行人　　武田　正一郎

発行所　　株式会社　じ ほ う

　　　　　101-8421　東京都千代田区猿楽町1-5-15（猿楽町SSビル）
　　　　　電話　編集　03-3233-6361　販売　03-3233-6333
　　　　　振替　00190-0-900481
　　　　　＜大阪支局＞
　　　　　541-0044　大阪市中央区伏見町2-1-1（三井住友銀行高麗橋ビル）
　　　　　電話　06-6231-7061

©2016　　　　　　　　　　　　　　　組版・印刷　永和印刷（株）
Printed in Japan

本書の複写にかかる複製，上映，譲渡，公衆送信（送信可能化を含む）の各権利は株式会社じほうが管理の委託を受けています。

JCOPY　＜(社)出版者著作権管理機構　委託出版物＞
本書の無断複製は著作権法上での例外を除き禁じられています。
複製される場合は，そのつど事前に，(社)出版者著作権管理機構（電話 03-3513-6969，FAX 03-3513-6979，e-mail：info@jcopy.or.jp）の許諾を得てください。

万一落丁，乱丁の場合は，お取替えいたします。
ISBN 978-4-8407-4873-5

薬局が変われば地域医療が変わる

超高齢社会を支える地域医療のなかで、
薬局が果たす役割とは…
地域医療にイノベーションを起こすために、
今こそ医師と薬剤師の協働を目指せ！

著　狭間 研至

定価（本体 2,200 円＋税）
A5判／190頁／2014年7月刊／ISBN：978-4-8407-4622-9

株式会社 じほう
http://www.jiho.co.jp/

〒101-8421　東京都千代田区猿楽町1-5-15 猿楽町SSビル　／　TEL 03-3233-6333　FAX 0120-657-769
〒541-0044　大阪市中央区伏見町2-1-1 三井住友銀行高麗橋ビル　／　TEL 06-6231-7061　FAX 0120-189-015